Corina Lendfers

Hausgeburt – Alleingeburt

**natürlich, kraftvoll & selbstbestimmt
durch Schwangerschaft, Geburt und Stillzeit**

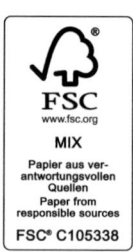

Bibliografische Information der Deutschen Nationalbibliothek:
Die Deutsche Nationalbibliothek verzeichnet diese Publikation in
der Deutschen Nationalbibliografie; detaillierte bibliografische
Daten sind im Internet über http://dnb.dnb.de abrufbar.

ISBN: 978-3-735-75917-7
© 2018, 2. vollständig überarbeitete Auflage
    Corina Lendfers,
    Bahnhofstrasse 88
    D-88682 Salem
    www.corinalendfers.com

1. Auflage 2014
Covergestaltung: Corina Lendfers
Foto Autorin: Miriam Lendfers
Herstellung und Verlag: BoD – Books on Demand, Norderstedt.

Dieses Buch entsteht in Erinnerung
an die wundervollen Geburten meiner Kinder

Saskia Tamara, Seraina Maria, Rahel Alexandra,
Ursina Sophia, Jonas Michael und Andri Laurent.

Für euch und für alle Mütter,
die sich dafür entscheiden,
ihre Kinder selbstbestimmt zu gebären.

In diesem Buch

Ich freue mich,

dass du dieses Buch zur Hand nimmst.

Ich habe sechs Kinder zuhause geboren, eines davon als Alleingeburt auf unserem Segelboot, unserem aktuellen zuhause. Diese sechs Geburten zählen zu den prägendsten, gewaltigsten, berührendsten und kraftvollsten Ereignissen meines Lebens. Ich möchte alle Frauen dazu ermutigen, die Geburt ihrer Kinder selbst in die Hand zu nehmen. Sich selbst und ihren Kindern solch starke, positive Erlebnisse zu ermöglichen und gestärkt daraus hervorzugehen.

Mein Buch wartet nicht mit der Schilderung meiner Geburtserlebnisse auf. Ich möchte über die Haus- und Alleingeburt als ursprüngliche, natürliche Form der Geburt informieren. Selbstverständlich fließen dabei meine Erfahrungen ein. Wissenschaftliche Fakten sowie praktische Informationen bilden jedoch einen wichtigen Teil des Buches.

Der erste Teil befasst sich mit allgemeinen Informationen über die Hausgeburt und die Alleingeburt wie Begriffsdefinition und einem kurzen Abriss der Geschichte. Im zweiten Teil erläutere ich die Entscheidungsgrundlagen. Der dritte Teil ist der praktischen Vorbereitung und Durchführung der Geburt sowie einigen elementaren Punkten im Umgang mit dem Neugeborenen gewidmet.

Viel Spaß beim Lesen – und viel Vorfreude auf die Geburt!

Corina Lendfers, Februar 2018, Trinidad

I Allgemeine Informationen

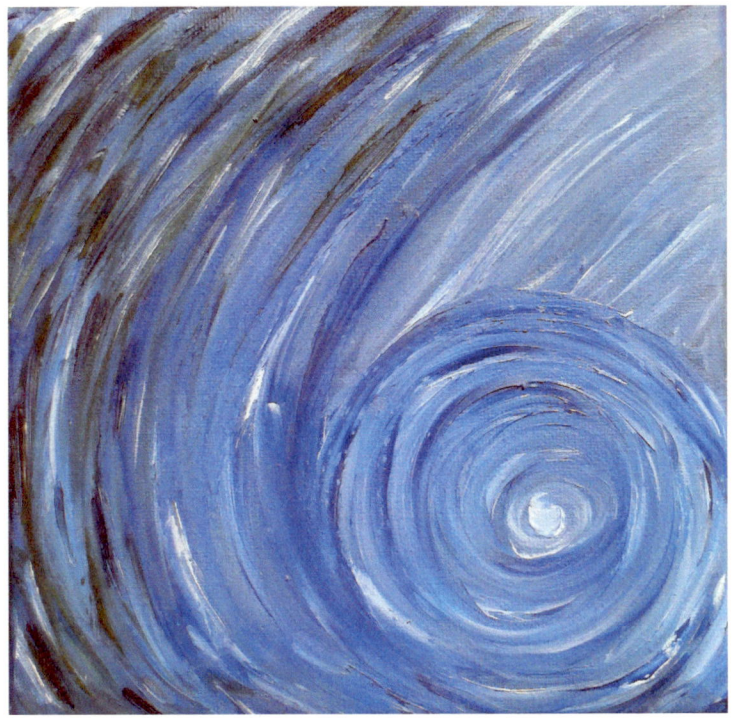

Abb. 1: Schwangerschaft, Öl auf Leinwand

1. Begriffsdefinitionen

Unter dem Begriff „Hausgeburt" wird eine Geburt verstanden, die weder in einem Krankenhaus noch in einem Geburtshaus stattfindet. Ob es sich beim Geburtsort um die eigene Wohnung, das Haus der Eltern, ein Maiensäß, einen Wohnwagen oder ein Schiff handelt, ist dabei irrelevant. Ausschlaggebend ist, dass die Geburt an einem Ort stattfindet, an dem sich die Gebärende zuhause fühlt. Während der Geburt sind neben einer Hebamme nur Vertrauenspersonen der Gebärenden anwesend. Das können der Partner, die eigene Mutter, eine gute Freundin oder ältere Kinder sein. Fremde Menschen haben keinen Zugang zum Geburtsgeschehen.

Unter Alleingeburt versteht man eine Geburt, bei der weder ein Arzt/eine Ärztin noch eine Hebamme oder anderes medizinisches Fachpersonal anwesend ist. Nicht ausgeschlossen sind der Partner, Freunde, Eltern und andere der Schwangeren nahe stehende Menschen, die zur Geburt eingeladen wurden. Die Alleingeburt findet an denselben Orten statt wie die Hausgeburt. Unterschieden werden muss zwischen geplanter und ungeplanter Alleingeburt, wie sie bspw. auf dem Weg ins Krankenhaus im Auto stattfindet. Wenn ich im Folgenden den Begriff Alleingeburt verwende, meine ich damit die bewusst geplante und vorbereitete Alleingeburt.

2. Geschichtlicher Abriss

Ein Kind zuhause zu gebären war während über zweihundert Jahren die übliche Form der menschlichen Geburt. Ein Kind dort zur Welt zu bringen, wo es aufwachsen, wo es leben wird, in Gesellschaft der Menschen, die sich um es kümmern werden, war das Natürlichste der Welt. Die heute in der westlichen Gesellschaft verbreitete Sitte, für die Geburt „außer Haus" zu gehen, ist aus Sicht der Menschheitsgeschichte eine neue Erfindung. Das Krankenhaus etablierte sich erst mit dem Wirtschaftsaufschwung in den 60er und 70er Jahren nach dem Zweiten Weltkrieg als Ort zum Kindergebären.[1] Ausschlaggebend für diese Entwicklung war die Schaffung immer komplexerer medizinischer Geräte, welche während der Geburt und später auch bereits während der Schwangerschaft bei Vorsorgeuntersuchungen eingesetzt werden: Ultraschall, Fruchtwasserpunktion und weitere Erfindungen der pränatalen Diagnostik sowie Vakuum-, Zangengeburten und Kaiserschnitt.

Während Jahrhunderten war die Geburtsbegleitung Frauensache, auch in unserem westlichen Lebensraum. Früher kümmerten sich ausschließlich Hebammen um die körperliche, vor allem aber um die seelische Gesundheit der schwangeren und gebärenden Frauen.

„Sie hatten Einsicht in das Familienleben, in den persönlichen Ablauf des Alltags ihrer Schützlinge. Die Palette des Wahrgenommenen reicht vom Einblick in die finanzielle Situation bin hin zu den sexuellen Gewohnheiten des Ehepaares."[2]

---

[1] vgl. pro vita alpina (2008), S. 23.
[2] pro vita alpina (2008), S. 3.

Die Hebamme war mehr als eine bloße Geburtshelferin. Sie war Vertraute, Freundin, Pflegerin und oftmals auch Seelsorgerin der Frauen. Zu Zeiten, als ein Kind gleich nach der Geburt getauft werden musste, damit es bei einem allfälligen frühen Kindstod nicht als Heide starb, hatte die Hebamme immer auch ein Fläschchen Weihwasser bei der Geburt dabei, um das Kind im Notfall selbst taufen zu können.

Die Geburt war bis ins ausgehende 19. Jahrhundert ein Ereignis mit einem hohen Risiko. Oftmals starben entweder die Mutter oder das Kind während oder kurz nach der Geburt an Infektionen. Erst die Entdeckung der Desinfektion durch Ignaz Semmelweis in den 1840er Jahren und die darauffolgende Entwicklung erster hygienischer Standards ermöglichte eine Senkung der Sterberate und damit eine Entschärfung der Situation.[3]

Die Alleingeburt ist in unserer Kultur weniger tief verwurzelt als in anderen. Vor allem in Naturvölkern waren und sind z.T. bis heute Alleingeburten die Regel. Diese Geburten zeichneten sich durch kurze Dauer und geringe Schmerzen aus, zwei Faktoren, die wir heute kaum mit dem Begriff der Geburt in Verbindung bringen.[4] Im deutschsprachigen Raum wie vor allem auch in den USA erfahren die geplanten Alleingeburten seit einigen Jahren einen bescheidenen Aufschwung. So gibt es inzwischen auch deutschsprachige Literatur darüber sowie Frauennetzwerke, in denen ein Austausch über das Thema stattfindet, z.B. über facebook.

---

[3] vgl. Mörgeli/Wunderlich (2002), S. 7ff.
[4] vgl. Schmid (2013), Einleitung.

14

3. Situation in der Schweiz heute

Die Rate der Hausgeburten in der Schweiz ist seit einigen Jahren konstant und liegt bei rund 1% aller Geburten. Dieser Prozentsatz schließt allfällige Alleingeburten mit ein. Die Hausgeburt wird heute in der Schweiz neben der Krankenhausgeburt sowie der Geburt im Geburtshaus von den Krankenkassen anerkannt. Über die Grundversicherung werden sieben Vorsorgeuntersuchungen sowie die Geburtsbegleitung durch eine staatlich anerkannte Hebamme bezahlt. Das sogenannte „Wartgeld" muss von der Schwangeren übernommen werden. Beim Wartgeld handelt es sich um den Pikett-Dienst, den jede Hausgeburtshebamme ab der 38. Schwangerschaftswoche leitet. Sie ist dann jederzeit für die Geburt abrufbar. Die Höhe des Wartgeldes beträgt zurzeit in der Regel CHF 400.- pro Geburt. Ebenfalls bezahlt wird die Wochenbettbetreuung durch die Hebamme nach der Geburt. Bis zu zehn Hausbesuche werden durch die Grundversicherung gedeckt. Verschiedene Krankenkassen bieten Zusatzversicherungen an, welche die Kosten für eine Haushaltshilfe für bis zu zwölf Tage nach der Geburt übernehmen.

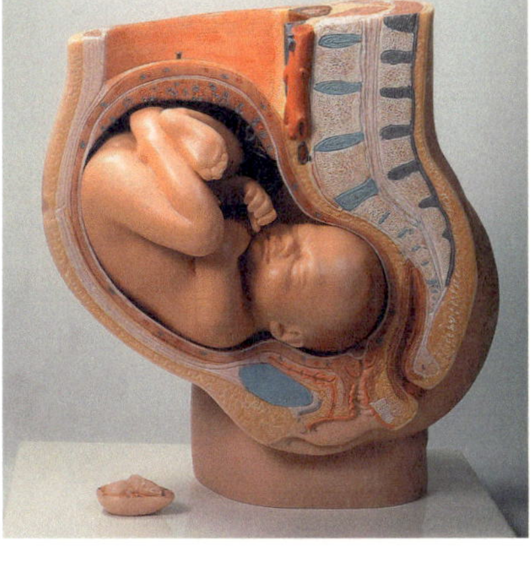

Abb. 2: Modell des schwangeren Beckens, 9. Schwangerschaftsmonat.

4.   Exkurs: Mein Weg zur Alleingeburt

Zwischen 2004 und 2011 haben mein Partner Michael und ich fünf Kinder in unserem damaligen Zuhause in der Schweiz zur Welt gebracht, jeweils im Beisein unserer Hebamme. Im Sommer 2013 haben wir unseren Wohnsitz aufgelöst und sind auf ein Segelboot nach Portugal gezogen. Seither reisen wir mit unseren Kindern durch die Welt. Wir haben Südeuropa, die kanarischen Inseln und die Kapverden in Afrika bereist, sind über den Atlantik gesegelt und waren in Südamerika. Im Grenzfluss zwischen Französisch-Guyana und Suriname, dem Maroni-River, entstand unser jüngstes Crewmitglied.

Mein erster Gedanke war, für die Geburt zurück in die Schweiz zu fliegen und sie wieder mit unserer Hebamme als Hausgeburt zu machen. Bloß: In welchem Zuhause? Das Einzige, was wir in Europa noch besitzen, ist ein altes Wohnmobil, äußerst ungeeignet für eine Geburt, bei der auch die Kinder dabei sein wollten. Im Laufe der Schwangerschaft wurde der Wunsch immer klarer, auch dieses Baby in seinem Zuhause zu gebären. Nur, dass sein Zuhause halt das Schiff sein würde. Die Schwangerschaft verlief – wie alle anderen zuvor – vollkommen unaufgeregt und problemlos. Ich segelte weiter, arbeitete weiter am Boot, unternahm Ausflüge, unterrichtete die Kinder, flog mit meiner Familie im Herbst in die Schweiz und vor Weihnachten wieder zurück in die Karibik. Nichts deutete auf mögliche Komplikationen hin, nichts sprach gegen die Geburt auf dem Schiff. Ich war halt einfach schwanger. So begaben wir uns auf die Suche nach einer Hebamme, die eine Schiffsgeburt begleiten würde. Wir suchten in der

Schweiz und in Deutschland und schließlich vor Ort in Trinidad. Erfolglos.

Immerhin gibt es in Trinidad ein Geburtshaus, das Einzige in der ganzen Karibik. Eine Krankenhausgeburt habe ich für mich immer ausgeschlossen. Wir besichtigten das Geburtshaus, das von engagierten und sympathischen Hebammen geführt wird und auch durchaus mitteleuropäischem Standard entspricht. Aber ich bin keine Geburtshaus-Gebärende. Nicht nach fünf selbstbestimmten Hausgeburten. Und nicht nach über vier Jahren Reisen.

Seit unserem Aufbruch 2013 sind Michael und ich für jeden einzelnen Aspekt unseres Lebens vollkommen selbst verantwortlich – für unsere Gesundheit (auch auf hoher See, wo kein Arzt erreichbar ist), für die Sicherheit unserer Familie in fremden Ländern und Kulturen, die Bildung der Kinder, den Zustand des Schiffes, die Gestaltung unseres Alltags, die Planung der Zukunft. Wir sind nicht nur frei, sondern eben vor allem eigenverantwortlich. Es war für mich absolut unmöglich, die Verantwortung ausgerechnet für die Geburt aus der Hand zu geben. Und das hätte ich tun müssen, hätte ich im Geburtshaus gebären wollen.

Das ist unser Weg, der uns zur Alleingeburt geführt hat. Wir entschieden uns gemeinsam dafür und ich bereitete mich mittels Literatur darauf vor. Da wir auch mit der Möglichkeit gerechnet hatten, dass das Baby das Licht unserer Welt während eines Segeltörns auf hoher See erblicken könnte, hatten wir alle notwendigen Sachen an Bord wie wasserdichte Unterlagen, Wochenbetthosen und - binden, auch Nabelschnurklemme und -schere, dazu eine umfassende homöopathische Apotheke, Schüsslersalze und für den absoluten Notfall auch Infusionen. Es war uns klar, dass wir ohne Hebamme auch die Wochenbettversorgung selbst machen würden. Es ging uns sehr gut, wir freuten uns auf die Geburt.

Sie begann am 16. Januar 2018 am frühen Abend mit einem Blasensprung, nach dem auch bald darauf kräftige Wehen einsetzten. Michael und ich ließen uns von den Wellen des Meers schaukeln und warteten. Die Kinder beschäftigten sich selbst, kamen vorbei, gingen wieder. Ich habe keine Geburt so bewusst erlebt wie diese. Ich spürte jede noch so kleine Veränderung meines Körpers, konnte Michael immer sagen, was gerade vor sich ging. Nach den fünf Hausgeburten kannte er nicht nur meine Reaktionen, sondern auch die Arbeit der Hebamme. Er empfing nach 2 ½ Stunden Wehenarbeit unseren Sohn Andri Laurent, den ich kniend in unserer kleinen Kajüte gebar, die ich kein einziges Mal während der Geburt verlassen hatte. Seine Geschwister standen bei seinem ersten Schrei bei uns, um ihn zu begrüßen. Über eine Stunde später folgte die Plazenta, die wir dem Meer übergaben.

II Entscheidungsgrundlagen

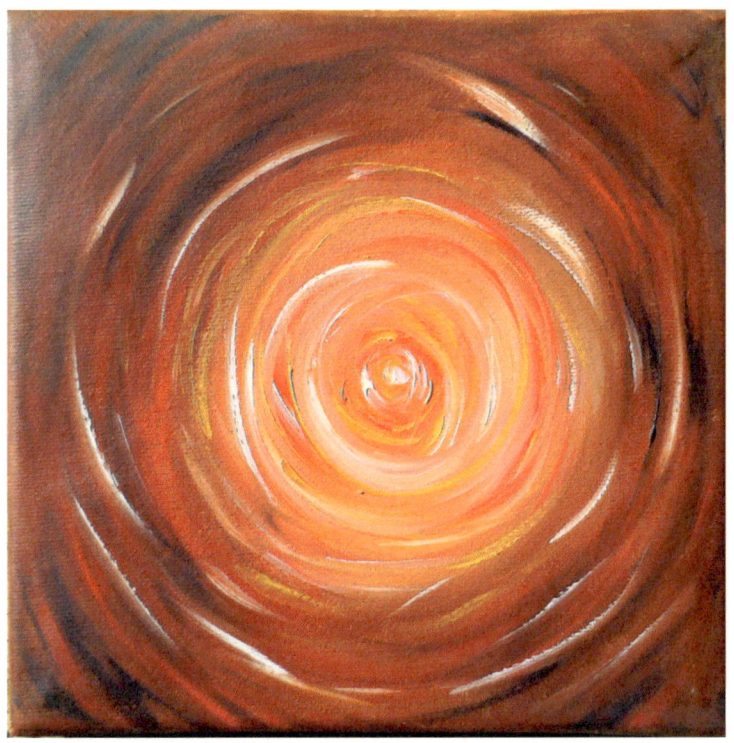

Abb. 3: Geburt, Öl auf Leinwand

Wie sicher ist die Hausgeburt? Wer hilft mir, wenn ich nicht mehr kann? Was geschieht bei Komplikationen? Was denken die Nachbarn? Wer kümmert sich um die „Schweinerei"? Wer kümmert sich um Mutter und Kind nach der Geburt?

1. Sicherheit

Die große Frage, die alle umtreibt, die sich mit dem Thema Hausgeburt auseinandersetzen oder davon hören, ist die Frage nach der Sicherheit. Ist eine Geburt zuhause genauso sicher wie im Krankenhaus? Zuhause, wo das ganze medizinische Instrumentarium fehlt, das im Krankenhaus in jedem Gebärsaal steht und Leben rettet? Ich möchte ein wenig länger bei dieser Frage verweilen und Antworten aus verschiedenen Perspektiven suchen.

In einer Studie des Schweizerischen Nationalfonds, die der Schweizerische Hebammenverband 1993 durchführte, wurden 489 Frauen mit geplanter Hausgeburt und 385 Frauen mit geplanter Krankenhausgeburt im Kanton Zürich untersucht. Alle Frauen waren in den wesentlichen Merkmalen wie Alter, Kinderzahl, soziale Schicht und Gesundheitszustand vergleichbar. Das zentrale Ergebnis der Studie lautet:

DIE HAUSGEBURT IST GLEICH SICHER WIE DIE SPITALGEBURT.

Die geplanten Hausgeburten beinhalten keine größeren Risiken für Mutter und Kind als die Geburt im Spital. Die Chance, ohne Eingriffe zu gebären, ist zu Hause größer. 38 % der Frauen mit Hausgeburt hatten nach der Geburt einen intakten Damm, bei Frauen mit Spitalgeburt waren es 9 %. Frauen mit Hausgeburt hatten deutlich weniger Geburtseinleitungen, Kaiserschnitte und vaginal-operative Eingriffe (Vakuum, Zange) sowie weniger Wehen- und Schmerzmittel.[5] Aktuelle Studien aus Kanada kommen zu vergleichbaren Ergebnissen. Soweit also die forschungsbasierte Sichtweise.

Keine wissenschaftlichen Studien gibt es in Bezug auf die Sicherheit bei Alleingeburten. Die Auswertung aller gemeldeten Alleingeburten der letzten Jahre durch Jobina Schenk auf ihrer Website www.meisterin-der-geburt.de lässt zumindest auf kein erhöhtes Sicherheitsrisiko schließen.

Stehen viele Ärzte wie auch Gebärende bereits der Hausgeburt kritisch gegenüber, so lehnen neben der Ärzteschaft auch viele Hausgeburtshebammen die Alleingeburt ab. Argumentiert wird mit Verantwortungslosigkeit aufgrund mangelnder Sicherheit ohne Anwesenheit einer Fachperson. Ich möchte an dieser Stelle die Frage nach der Sicherheit vertiefen. Wie definiert sich der Begriff Sicherheit? Während für viele Menschen die Rettung aus einer potentiell möglichen Notsituation mit Sicherheit gleichgesetzt wird, bedeutet für mich Sicherheit weitaus mehr.

SICHERHEIT UNTER DER GEBURT IST DANN GEWÄHRLEISTET, WENN DIE GEBÄHRENDE SICHER IST VOR JEGLICHER GEWALTANWENDUNG.

Damit meine ich einerseits physische Interventionen wie die Gabe von Medikamenten unter der Geburt, geburtsbeschleu-

---

[5] http://www.forum-geburt.ch/hausgeburt1/

nigende Maßnahmen wie Vakuum- oder Zangeneinsatz oder Kaiserschnitt, vor allem aber auch psychische Gewalt, der Frauen in Geburtseinrichtungen viel zu häufig ausgesetzt sind. Zur psychischen Gewalt gehören alle manipulativen Äußerungen von Geburtshelfern, zu welchem Zweck sie auch immer verwendet werden. Sprüche wie „Die Wehen sind nicht produktiv, Sie werden das nicht schaffen" oder „Das dauert viel zu lange, wir müssen Ihnen helfen" setzen die Gebärende unter Druck und führen so unweigerlich zu Blockaden und damit zu physischer Gewalt. Aber auch die Angst von Geburtshelfern kann auf die Frau übergreifen und die Geburtsarbeit stören. Vor diesem Hintergrund ist es für mich mehr als fraglich, ob eine Alleingeburt, welche die Gebärende vor all diesen potentiellen Risiken bewahrt, weil schlicht niemand anwesend ist, der den Geburtsprozess stören könnte, tatsächlich weniger sicher sein soll als eine Krankenhausgeburt oder auch als eine Hausgeburt in Anwesenheit einer Hebamme. Es gibt leider auch Hausgeburtshebammen, die Ängste empfinden, sie auf die Gebärende übertragen und damit die Geburt blockieren. Oder Fälle, in denen die Hebamme Entscheidungen trifft, die für die Gebärende falsch sind, weil die Hebamme die Leistungsfähigkeit der Frau nicht korrekt eingeschätzt hat. Auch das ist möglich und kann dazu führen, dass eine Alleingeburt im spezifischen Einzelfall sicherer gewesen wäre als eine begleitete Hausgeburt.

Wenn ich im Gespräch meine Hausgeburten erwähne, werde ich in oft mit folgendem Satz meiner jeweiligen Gesprächspartner konfrontiert: „Wenn ich / meine Partnerin zuhause geboren hätte, wäre sie / das Kind gestorben!" Als Begründung dienen dann immer biologische Schwierigkeiten oder medizinische Indikationen. Es ist müßig, in diesen Gesprächssituationen über den Unterschied von Haus- zu Spitalgeburten zu diskutieren, da die Gespräche immer emotionsbeladen sind. Es lohnt sich aber, diesen Vergleich im Vorfeld einer Geburt möglichst nüchtern und sachlich anzustellen. Im folgenden Abschnitt arbeite ich daher jene Fakten heraus, welche die Hausgeburt/Alleingeburt (neben den fehlenden medizinischen Instrumenten) von der Geburt im Krankenhaus unterscheiden.

1.1   Besonderheiten der Hausgeburt/Alleingeburt

Es gibt zwei ausschlaggebende Besonderheiten, welche die Geburt zuhause sowohl gegenüber der Geburt im Krankenhaus wie auch im Geburtshaus qualifizieren: **Die Geburt findet an einem Ort statt, wo sich die Gebärende sicher und geborgen fühlt** - in ihren eigenen vier Wänden. Sie ist die Chefin, **sie hat vollkommene Entscheidungsfreiheit.** Die Frau entscheidet,

- *was sie während des Geburtsvorganges tun möchte*: Ob sie zu Beginn einen großen Teller Spaghetti verdrückt, ob sie mit ihrer Freundin telefoniert, mit ihrem Partner spazieren geht oder die Wartezeit im Bett mit einem spannenden Buch überbrückt.
- *wo sie ihr Kind gebären möchte.*
- *wie sie ihr Kind gebärt:* liegend in Rücken- oder Seitenlage, sitzend auf dem Mayahocker, gestützt auf den Partner, stehend oder im Geburtspool, der für die Geburt gemietet werden kann.
- *wie der Geburtsraum gestaltet wird:* mit Kerzen-

licht, Duftlampe oder Räucherstäbchen, mit ihrer Lieblingsmusik, dekoriert fürs Fest des Lebens mit Girlanden und Ballonen, mit frischen Blumen usw.

- *wer bei der Geburt anwesend sein soll:* der Partner, die beste Freundin, die Schwester, die Eltern usw.

Diese beiden Punkte - die eigenen vier Wände und die absolute Entscheidungsfreiheit - sind Faktoren, *welche die Sicherheit während der Geburt entscheidend erhöhen!* Warum? Weil sie der Gebärenden Geborgenheit und *gefühlte* Sicherheit schenken. Der Rückzug in die persönliche Intimsphäre ist ein Grundbedürfnis jeder Schwangeren.[6] Das Wissen, sich jederzeit so verhalten zu können, wie man sich gerade fühlt, ohne Rücksicht auf irgendwas oder irgendwen nehmen zu müssen, ist unbezahlbar und Garant für eine komplikationslose und schnelle Geburt. Der französische Arzt, Geburtshelfer und Forscher Michel Odent beschreibt in seinem Werk „Birth and Breastfeeding" das Verhalten weiblicher Säugetiere während der Geburt: Alle Weibchen ziehen sich für die Geburt an einen geschützten Platz zurück, viele gebären im Schutz der Dunkelheit. Auch der Mensch ist in erster Linie ein Säuger, und die natürlichen Bedürfnisse gebärender Frauen sind dieselben wie die aller anderen weiblichen Säuger: Schutz, Rückzug, Privatsphäre.[7] Nur wenn die Erfüllung dieser elementaren Bedürfnisse gewährleistet ist, ist der Körper in der Lage, die für einen erfolgreichen Geburtsprozess notwendigen Hormone zur rechten Zeit und in ausreichendem Maße zu produzieren. Dann ist die Gabe künstlicher Hormone, wie sie im Krankenhaus häufig durch-

---

[6] vgl. Odent (2004), S.102ff.
[7] vgl. Odent (2012), Kap. 1.

geführt wird, wenn bspw. die Wehen nicht zielführend sind, hinfällig.[8] Geburten, die unter den genannten Bedingungen ungestörter Privatsphäre und absoluten Schutzes stattfinden, sind häufig leicht und schnell, wie bei Naturvölkern in Neuguinea, Afrika, Zentralasien und Indianerstämmen in Kanada. Dabei bedeutet Schutz nicht unbedingt ein Haus, es kann auch eine kleine Hütte, der Schutz des Waldes oder ein Busch sein.[9] Viele Frauen gebären intuitiv im Schutz der Dunkelheit – fünf meiner sechs Kinder kamen nachts zur Welt. Die einzige Ausnahme bildete mein erstes Kind, das am Vormittag zur Welt kam. Aber da war noch niemand da, der die Geburt hätte stören können wie ältere Geschwister.

Die Notwendigkeit von Privatsphäre leuchtet auch ein, wenn man sich die Natur des Geburtsprozesses vor Augen hält: Sie lässt sich vergleichen mit dem Akt des Stuhlgangs oder des Orgasmus`. Niemand kann sich auf der Toilette erfolgreich entleeren, wenn andere Menschen daneben stehen und den Fortschritt des Geschehens beurteilen.[10] Für die Geburt gilt dasselbe. Notwendig ist die Gewissheit, dass kein Mensch mich als Frau in dieser intimsten aller Situationen des menschlichen Lebens betrachten, beobachten, bewerten und beeinflussen kann außer jenen Menschen, die ich selbst dazu eingeladen habe, weil ich ihnen vertraue. Diese Gewissheit ist der Garant dafür, dass ich mich vollkommen entspannen, öffnen und alles loslassen kann.

NUR DARAUF KOMMT ES WÄHREND DER GEBURT AN.

---

[8] vgl. Odent (2012), Kap. 1.
[9] vgl. Odent (2012), Kap. 4.
[10] vgl. Schmid (2014).

Ich brauche als Gebärende nicht zu wissen, dass ein fremder Arzt/eine fremde Ärztin auf Knopfdruck im Zimmer stehen kann; ich brauche nicht zu wissen, dass im Stockwerk über mir der Operationssaal für einen Kaiserschnitt bereit ist; ich brauche nicht zu wissen, dass ich jederzeit Betäubungsmittel gespritzt bekommen kann, wenn ich an meine - angenommene - Leistungsgrenze stoße. All das ist nicht nur unwichtig, nein, es ist sogar störend. Dieses Wissen vermittelt eine *scheinbare* Sicherheit - die Sicherheit, die Verantwortung für das Geburtsgeschehen jederzeit abgeben zu können. In Wahrheit lenkt es jedoch die Gebärende von der Wahrnehmung der Vorgänge in ihrem Körper ab. Und es verleitet dazu, allzu schnell die vermeintlich hilfreichen, oftmals bereitwillig vom Krankenhauspersonal angebotenen Erleichterungen wie Betäubungsmittel, Vakuum, Zange oder sogar Kaiserschnitt in Anspruch zu nehmen. Wenn ich weiß, dass ich jederzeit eine PDA (Periduralanästhesie zur Schmerzbetäubung) machen lassen kann und damit den Geburtsschmerz los bin, schätze ich meine eigene Schmerzbelastbarkeit anders ein als wenn ich weiß, dass ich diese Möglichkeit nicht habe, weil die Hebamme bei mir zuhause ohne Betäubungsmittel arbeitet. Wie wichtig ein aktiv mitgestalteter, vom Anfang bis zum Ende mit allen Sinnen erlebter Geburtsprozess sowohl für die Mutter wie auch fürs Kind ist, möchte ich im Folgenden erläutern.

1.3 Bedeutung des Geburtsprozesses

Der Übergang vom warmen, feuchten, weichen, dunklen Raum der Gebärmutter in die kalte, trockene, harte und helle

Welt außerhalb stellt für jedes Baby eine Grenzerfahrung im wahrsten Sinne des Wortes dar. Es passiert die Grenze seiner bisher vertrauten Umgebung, um urplötzlich mit Empfindungen konfrontiert zu werden, die es bis dahin noch nicht kannte: mit kalter, trockener Luft auf seiner Haut und in seinen Lungen, mit lauten Geräuschen, hellem Licht und harten Gegenständen. Zudem meldet sich bereits nach kurzer Zeit ein Bedürfnis, das es vorher nicht kannte: das Gefühl von Hunger. Der Veränderungen nicht genug: Das Baby verliert außerhalb des Mutterleibes viele seiner Kompetenzen, über die es im Bauch bereits verfügt hatte. Es ist nun nicht mehr in der Lage, sich selbständig zu drehen, seinen Kopf in alle Richtungen zu wenden, mit seinen Armen und Beinen zu spielen. Die Schwerkraft verunmöglicht dem Baby all diese gewohnten Bewegungen. Es ist nun plötzlich gezwungen, in der immer gleichen Position zu liegen, abhängig von der Hilfe anderer. Seine Muskeln und Gelenke müssen in vielen kommenden Wochen und Monaten kräftig genug werden, um die Schwerkraft zu überwinden. So viele Dinge sind neu, so viele vertrauten Sachen fehlen: Der Herzschlag der Mutter, der Geschmack des Fruchtwassers, die Bewegungsfreiheit, das Schaukeln, die gedämpften Stimmen. Selbst seine eigene Stimme ist neu für das Baby.

Ein solch immenses Maß an Neuerungen innerhalb einer sehr kurzen Zeitspanne erlebt jeder Mensch nur ein einziges Mal in seinem Leben: Bei seiner Geburt. Der Psychoanalytiker Sigmund Freud führt sämtliche Ängste des späteren Lebens im Kern auf diesen Geburtsprozess zurück. Er ist der Meinung, dass der Mensch das Geburtstrauma nicht schadlos überstehen kann und jeder Mensch sich ein Leben lang nach der Geborgenheit des Mutterleibes zurücksehnt.[11]

Es leuchtet ein, dass es sich lohnt, den Übergang von der alten, gewohnten Welt der Gebärmutter in die neue, fremde Umgebung so sanft wie möglich für das Baby zu gestalten. Je kleiner der Schock ist, den das Baby bei seiner Geburt erlebt, desto rascher ist es in der Lage, sich seiner neuen Umgebung anzupassen, seinen Bedürfnissen entsprechend Ausdruck zu verleihen und sich weiterzuentwickeln.[12] Wie ein möglichst schonender Übergang konkret gestaltet werden kann, werde ich im Abschnitt „Praktische Vorbereitung und Durchführung der Hausgeburt" ausführlich erläutern.

Neben der bewussten Gestaltung der Geburtsumgebung möchte ich besonderes Augenmerk auf den Geburtsvorgang an sich legen. Die moderne Medizin gaukelt uns vor, das Gebären sei eine Sache, die im Krankenhaus von entsprechend ausgebildeten Ärztinnen und Ärzten mit den entsprechend dazu entwickelten Hilfsmitteln „erledigt" werden kann. Tatsächlich ist es heute möglich, ein Kind ohne Zutun der Mutter per Kaiserschnitt aus dem Bauch zu holen. Der Gedanke, schmerzfrei nach einem kurzen Nickerchen sein Kind sauber gewaschen und niedlich gekleidet präsentiert zu bekommen, mag immer mehr Frauen ansprechen, deren Weltanschauung von den modernen Medien und der entsprechenden Werbung geprägt ist. Der Kaiserschnitt - wie auch sämtliche weniger „einschneidende" Betäubungsmaßnahmen während der Geburt - birgt aber, abgesehen von den rein medizinischen Risiken, welche eine Operation immer begleiten, eine große Gefahr für Mutter und Kind.

---

[11] vgl. Rank (1998), S. 14ff.
[12] vgl. Schneider (2004), S. 79.

Einerseits ist es sowohl für die Mutter als auch fürs Kind lebenswichtig, sich gegenseitig *loszulassen*. Loslassen spielt während unseres ganzen Lebens eine große Rolle. Wir greifen Gegenstände, um sie loszulassen, wenn wir sie nicht mehr benötigen. Wir gehen Bindungen zu Menschen ein und müssen sie loslassen, wenn sie uns nicht mehr guttun oder wir sie nicht mehr benötigen. Bis zum Schluss unseres Lebens müssen wir immer wieder loslassen - Gegenstände, Menschen, Ideen, Träume und schließlich unser eigenes Leben. Unsere Grundeinstellung zum Loslassen wird bei diesem ersten Loslassen während der Geburt geprägt.

Diese Erkenntnis hat einen direkten Einfluss auf die Bedeutung des *Geburtszeitpunktes*. Nur wenn sich ein Kind selbst entscheiden kann, wann es die Geborgenheit der Gebärmutter verlassen möchte, ist es in der Lage, seine vertraute Umgebung freiwillig los- und sich auf etwas Neues einzulassen. Ein Baby, das per Wunschkaiserschnitt zu einem völlig willkürlichen Zeitpunkt aus dem Bauch der Mutter geholt wird, ist kaum bereit für diesen großen Schritt, ebenso wenig wie ein Baby, dessen Mutter Medikamente verabreicht bekommen hat, um die Wehentätigkeit auszulösen. Es gibt wenige medizinisch induzierte Fälle, welche die Einleitung der Geburt rechtfertigen. Fälle, in denen die Versorgung des Babys mit den notwendigen Nährstoffen im Mutterleib nicht mehr gewährleistet werden kann. Dieser medizinische Notfall kann durch begründete Untersuchungen des Fruchtwassers oder gegebenfalls durch Ultraschall festgestellt werden. Das Erreichen des errechneten Geburtstermins allein stellt keinen Grund zur Einleitung der Geburt dar! Eine umsichtige, ganzheitlich denkende und handelnde Hebamme wird mit der entsprechenden Geduld und den richtigen Untersuchungen zuwarten, solange es dem Kind im Bauch gutgeht.

Der zweite wichtige Grund, der für eine spontane Geburt aus der eigenen Kraft der Mutter spricht, ist die *Bedeutung der Hormone*, die während des Geburtsvorganges im Körper der Mutter wie auch des Kindes produziert werden. Das Hormon, welches die Gebärmutterkontraktionen verursacht, heißt *Oxytozin*. Es setzt die Geburt des Kindes sowie der Plazenta in Gang und regt beim Stillen die Milchdrüsen der Brust an, Milch abzugeben. Oxytozin hat aber nicht nur rein mechanische Wirkungen: Es ist das Hormon der Liebe. *„Oxytozin ist im Spiel, ganz gleich, welche Facetten der Liebe wir betrachten.“*[13] Zudem ist durch zahlreiche Studien seit 1979 bekannt, dass sowohl der Körper der Mutter als auch jener des Kindes während der Wehen *Endorphine* ausschüttet. Endorphine sind morphinähnliche Hormone, die eine gewisse Abhängigkeit hervorrufen. Während der natürlichen Geburt verhelfen körpereigene Endorphine zu weniger Schmerz, zu mehr Instinkt, das Richtige zu tun, zu weniger Angst und zu einem anderen Bewusstseinszustand.[14] Künstlich verabreichte, chemisch hergestellte Endorphine vermögen nur Schmerzen zu betäuben, nicht aber die anderen wichtigen Aufgaben zu erfüllen. Das dritte relevante Hormon, welches eng mit der Geburt verbunden ist, ist *Prolaktin*, das sogenannte Mutterschaftshormon, welches für die Milchbildung verantwortlich ist.

Während sowie unmittelbar nach der Geburt befinden sich Mutter und Kind in einem hochkomplexen, einzigartigen hormonellen Gleichgewicht. Dieser „Hormoncocktail“ ermöglicht die Entstehung resp. Vertiefung von Liebe und Abhängigkeit zwischen Mutter

---

[13] Odent (2004), S. 68.
[14] vgl. Graf (2011), S. 668.

und Kind, die für die psychische Gesundheit des Babys lebenswichtig ist.[15] Wird der Mutter das Kind unmittelbar nach der Geburt weggenommen, etwa um es zu wägen, zu messen, zu waschen und anzuziehen, kann die Ausbildung der Mutterliebe nachhaltig gestört werden.[16] Diese Erkenntnisse macht man sich zunutze, wenn das Kind gleich nach der Geburt zur Adoption freigegeben wird. Man erschwert dadurch die Entwicklung von Mutterliebe und erleichtert der Frau das Abgeben des Säuglings.

Auch Betäubungsmittel, die während der Geburt verabreicht werden wie Schmerzmittel oder eine PDA vermindern die Produktion der elementaren Hormone, ganz abgesehen von den beträchtlichen bekannten direkten Nebenwirkungen der Medikamente für das Kind. Fehlende Mutterliebe steht in direktem Zusammenhang mit mangelnder Liebesfähigkeit im Kindes- und Erwachsenenalter. Welche Auswirkungen die mangelnde Fähigkeit, Liebe zu geben wie auch Liebe zu empfangen, für jeden individuellen Menschen hat, hat die psychoanalytische Forschung bereits seit längerer Zeit herausgearbeitet. Welche Konsequenzen eine Zunahme an liebesunfähigen Mitgliedern in einer ganzen Gesellschaft haben wird, ist Gegenstand wissenschaftlicher Forschung. Vereinzelte Studien weisen bereits auf eine Korrelation zwischen der Art und Weise, wie Kinder in einer Gesellschaft geboren werden und der Kriminalitätsstatistik derselben Gesellschaft hin.[17]

---

[15] vgl. Odent (2004), S. 86ff.
[16] vgl. Dahlke/Dahlke/Zahn (2001), S. 226.
[17] vgl. Odent (2004), S. 80ff.

2. Verantwortung

Das zweite große Thema, bei dem ich verweilen möchte, ist die Frage nach der Verantwortung. Vielleicht fragst du dich, warum ich darauf zu schreiben komme - im heutigen Getriebe von Vorsorgeuntersuchungen, industrialisierter und mechanisierter Spitalgeburt, zahlreicher Kontrolluntersuchungen der Kinder nach der Geburt, kurz: in ständiger Gesellschaft von Ärztinnen und Ärzten erübrigt sich doch die Frage nach der Verantwortung. Ich finde, sie erübrigt sich nur scheinbar. Für dein eigenes Leben bist schließlich trotz aller Fachkräfte du allein verantwortlich. Und die Geburt eines Kindes stellt unweigerlich ein zentrales Ereignis *deines* Lebens dar. Zugegeben, es ist in unserer heutigen westlichen Gesellschaft nicht leicht, Eigen-Verantwortung zu übernehmen. Zahlreich sind die Möglichkeiten, sich von anderen Menschen abhängig zu machen und die Verantwortung abzugeben: an Lehrpersonen, Arbeitgeber, Partner, Ehefrauen und -männer oder eben an die Ärzteschaft. Je stärker sich unsere Gesellschaft spezialisiert, desto mehr wird uns suggeriert, dass für jeden Kleinstbereich unseres Lebens Fachleute zur Verfügung stehen müssen: In der Kindheit begonnen mit dem Kinderarzt, der Krippen- oder Kita-Leiterin, der Kindergärtnerin, der Lehrerin, später dem Ernährungsberater, der Fitnesstrainerin, der Modeberaterin, dem Hals-Nasen-Ohrenarzt, der Gynäkologin, dem Orthopäden, der Physiotherapeutin oder dem Psychiater. Es wird uns eingeredet, dass uns das notwendige Wissen fehle, die entsprechenden Bereiche unseres Lebens selbst zu organisieren, und dass wir die Verantwortung abgeben müssen. Und da es bequem ist, Verantwortung abzugeben, lassen sich immer mehr Menschen darauf ein.

Erst langsam wird uns Menschen der westlichen Gesellschaften wieder bewusst, dass wir trotz aller sogenannten „Hilfestellungen" letzten Endes doch selbst verantwortlich sind für unser Leben - für die Qualität unserer Lebensführung, für unsere Zufriedenheit. Wir müssen selbst herausfinden, was uns glücklich macht, was in uns tiefe Zufriedenheit und Freude auslöst - das kann uns kein Spezialist sagen. Natürlich ist es ratsam, bei gesundheitlichen Beschwerden fachlichen Rat zu suchen. Dabei bietet sich an, sich an Mediziner zu wenden, die den Menschen als Ganzheit wahrnehmen und ihn nicht auf einzelne körperliche Beschwerden reduzieren. Körper und Geist funktionieren nicht isoliert voneinander, sondern beeinflussen, stärken und schwächen sich gegenseitig. Naturheilkundlich praktizierende Ärzte sind weitaus häufiger dieser ganzheitlichen Sichtweise verpflichtet als hochspezialisierte Fachärzte.

Schwangerschaft, Geburt und Stillzeit stellen für jede Frau eine besondere Phase ihres Lebens dar. In dieser Phase erfüllt die Frau die eigentliche Aufgabe ihres Frauseins: die Arterhaltung der Menschheit. Ich bin mir sehr wohl darüber im Klaren, dass viele moderne Frauen diese Sichtweise befremdlich finden werden: Fortpflanzung als zentrale Aufgabe des weiblichen Lebens - und das im 21. Jahrhundert? Ja, und daran wird sich auch nichts ändern, solange es Menschen gibt. Es sind nun mal wir Frauen, welche Kinder zur Welt bringen und damit für die Arterhaltung sorgen. Ob sich eine Frau auf diese Aufgabe einlassen will oder nicht, allein diese Entscheidung steht ihr - im Gegensatz zu früher und zu anderen Gesellschaften - heute frei.

Wenn ich mich als Frau dafür entscheide, ein Kind zu bekommen, sollte ich mich ebenfalls dafür entscheiden, die Verantwortung für dieses Kind zu übernehmen. Rein rechtlich gesehen obliegt mir als Mutter sowieso die Verantwortung (grundsätzlich gemeinsam mit dem Kindsvater) - dennoch gibt es genügend Möglichkeiten, sie jederzeit und in jeder Situation abzugeben. Das beginnt bereits während der Schwangerschaft, wenn ich die zahlreichen sogenannten „Vorsorgeuntersuchungen" wahrnehme, welche die Krankenkasse bezahlt. Die meisten Frauen nehmen alle Termine wahr und wenden sich dazu an Gynäkologinnen oder Gynäkologen. Bereits mit dieser Entscheidung geraten viele in die Mühlen der organisierten Schwangerschaft und Geburt - und geben die Verantwortung ab. Die Gynäkologin entscheidet, welche Untersuchungen notwendig sind, welche Medikamente eingenommen werden sollen und auf welche Tätigkeiten die Schwangere besser verzichten sollte. Natürlich: Der Frau obliegt rein rechtlich gesehen die Entscheidung, ob sie dem Rat der Gynäkologin folgen möchte oder nicht. ABER: Da die Gynäkologin die Fachfrau ist und ich als Frau - insbesondere bei der ersten Geburt - in aller Regel absoluter Neuling, blutige Anfängerin ohne jegliches medizinisches Wissen und Erfahrung bin, ist die Versuchung groß, sich auf die Ratschläge der Fachfrau zu verlassen. Häufig ist die Situation schwierig, „da die werdende Mutter in der seelischen Bedrängnis oft nicht leicht unterscheiden kann, was wirklich notwendig ist und was einem Übergriff gleichkommt. Denn gerade in der Schwangerschaft und um die Geburt herum ist eine Frau besonders weich, empfänglich und beeinflussbar. Folglich fällt jede Angstmacherei auf sehr fruchtbaren Boden."[18] Viele Frauen sind der Meinung, die Gynäkologin wisse, was für sie das Beste sei. **WARUM???** Weil sie ein Universitätsstudium hinter sich hat, das sich während des größten Teils der Ausbildung auf Spezialfälle, Komplikationen und das Anormale konzentriert? Weil sie darauf spezialisiert ist, potentielle Probleme aufzudecken und jedes Organ des weiblichen Körpers isoliert zu betrachten? Weil die lange Wartezeit und die verhältnismäßig kurze Behandlungszeit von der Qualität ihrer medizinischen Fähigkeiten zeugen?

Die Gynäkologin/den Gynäkologen prägen zwei Tatsachen:

- Sie sind darauf ausgerichtet, mögliche Komplikationen möglichst früh zu erkennen und wenn möglich positiv zu beeinflussen.
- Sie haften für ihr Tun - auch für Fehler oder unterlassene Hilfestellung.

Diese beiden maßgeblichen Tatsachen dominieren die Arbeit von Gynäkologen. Hinzu kommt der wirtschaftliche Aspekt, der mit jeder „Patientin" Geld in die Kasse fließen lässt und viele Mitglieder der Ärzteschaft zu immer volleren Terminkalendern und immer kürzeren Behandlungszeiten verleitet. Damit nicht genug: Jeder Einsatz von technischen Instrumenten wird von der Krankenkasse zusätzlich entschädigt, sodass die Gynäkologin ein wirtschaftliches Interesse daran hat, die teuren Geräte der sogenannten Pränataldiagnostik möglichst häufig zu verwenden. Das wirkt sich oft negativ auf die Schwangere aus; sie weiß, was alles schief laufen könnte, und hat Angst. Die vielen

---

[18] Dahlke/Dahlke/Zahn (2001), S. 243.

Untersuchungen liefern keine Sicherheit, sondern genau das Gegenteil, sie verunsichern.[19]

Ich glaube nicht, dass das alles wirklich im Interesse von schwangeren Frauen ist. Eine schwangere Frau ist in erster Linie eins: kerngesund. Eine Schwangerschaft ist Ausdruck größter körperlicher Vitalität - allein diese Tatsache sollte Anlass genug sein, einen großen Bogen um Krankenhäuser und Behandlungszimmer von Ärzten zu machen!

„Gemäß dem physiologischen Gesetz werden alle natürlichen, normalen Funktionen des Körpers ohne Gefahr oder Schmerz erlangt. Die Geburt [und die Schwangerschaft, Anm. der Verfasserin] ist eine natürliche, normale Funktion für normale, gesunde Frauen und ihre gesunden Kinder."[20]

Es gibt für all diese Frauen - und das sind die meisten - also objektiv gesehen keinen Grund, sich während der Schwangerschaft oder der Geburt von einer Gynäkologin betreuen zu lassen. Diejenige Person, die in dieser Zeit an die Seite einer Schwangeren gehört, ist die Hebamme. Sie ist darauf spezialisiert, Gesamtzusammenhänge wahrzunehmen und das neue Leben zu sehen. Die üblichen Vorsorgeuntersuchungen bei einer Hebamme beschränken sich daher in der Regel auf Urinkontrolle und das Abhören der Herztöne und bei Bedarf auf ausführliche Gespräche. Das macht sie so unglaublich wertvoll: Da sitzt eine Frau, die nicht danach forscht, ob mein ungeborenes Baby einen zu großen Kopf, zu kurze Gliedmaßen oder einen Chromosomenschaden

---

[19] vgl. Schneider (2004), S. 74f.
[20] Mongan (2010), S. 47.

haben könnte. Nein, sie will wissen, wie es mir als Schwangere geht. Wie ich mich fühle, wovor ich Angst habe, was mich bedrückt oder beglückt. Ich habe die Gelegenheit, mit ihr über alles zu sprechen, was mich beschäftigt. Auch über Themen, die ich mit mir nahe stehenden Personen vielleicht nicht ansprechen würde.

DAS MACHT DEN WERT EINER GUTEN HEBAMME AUS.

Durch ihre Bereitschaft, mir zuzuhören, durch ihre Erfahrung hilft sie mir, die Verantwortung für meine Schwangerschaft, für das Wohlbefinden für mich und mein Kind zu übernehmen. Denn schließlich muss ich das auch, wenn das Kind aus meinem Bauch draußen ist.

> *„Die Eltern gestalten die ersten entscheidenden Lebensjahre und tragen die individuelle Verantwortung. Ihnen obliegt es, für lebensstarke Kinder zu sorgen, die zu Persönlichkeiten werden mit Selbstwertgefühl [und] mit Lebenspositivismus [...].“* [21]

Das Zusammenleben mit dem Kind beginnt für die Frau mit dem Moment der Zeugung. Die Zeit der Schwangerschaft und die Geburt sollten daher bereits dazu genutzt werden, sich darin zu üben, Verantwortung für einen anderen Menschen zu übernehmen. Für einen Menschen, der vollkommen abhängig davon sein wird, wie weit ich in der Lage bin, meiner Verpflichtung nachzukommen. Dass dazu mehr gehört, als ein Baby zu ernähren und zu wickeln oder ein Kleinkind anzuziehen und in die Kinderkrippe zu bringen, sollte klar sein. Verantwortung für das Wohlergehen eines Kindes zu

---

[21] Graf (2011), S. 428.

übernehmen heißt, ihm Liebe und Vertrauen zu vermitteln, ihm Freude zu schenken und es auf seinem Lebensweg zu begleiten, bis es in der Lage ist, seinen Weg selbständig zu gehen. Es lohnt sich, bereits in der Schwangerschaft diese Verantwortung zu übernehmen. Dass ein Baby bereits im Bauch eine Prägung erfährt, haben unzählige Studien bereits vor vielen Jahren bewiesen. Ebenso, dass ein Baby die Emotionen und Stimmungen seiner Mutter wahrnimmt. „Das Kind badet im wahrsten Sinn des Wortes in der Seelenwelt der Mutter."[22] Über die Nabelschnur wird es nicht nur mit Sauerstoff und Nährstoffen versorgt, sondern auch mit Hormonen und anderen Botenstoffen. Damit gelangen Informationen über das Befinden der Mutter zum Baby.[23] Ist es also abwegig zu behaupten, dass sich ein Baby, dessen Bauchzeit von mütterlicher Angst geprägt ist, anders entwickelt als eines, das durch seine Mutter Vertrauen und Zuversicht spürt?

Nein, ist es nicht. Die moderne Neurobiologische For-schung hat herausgefunden, dass die Rolle äußerer Einflussfaktoren größer ist als das genetische Material, das ein Fötus mitbekommt. Die DNA legt nur den äußersten Rahmen fest, innerhalb dessen sich Gehirnstrukturen entwickeln können. Ob und wie sich die einzelnen Strukturen ausbilden hängt davon ab, ob sie benötigt werden oder nicht. Damit kommen der Umgebung, der Befindlichkeit und dem Gesundheitszustand der Schwangeren eine weitaus größere Bedeutung zu als bisher angenommen.[24]

---

[22] Dahlke/Dahlke/Zahn (2001), S. 32.
[23] vgl. Hüther/Weser (2015), Teil 1 Kap. 8.
[24] vgl. Hüther/Weser (2015), Teil 1 Kap. 8.

Verantwortung sollte daher sowohl für die Zeit der Schwangerschaft wie auch für die Geburt übernommen werden. Leider ist es sehr häufig der Fall, dass

„...Eltern alles Mögliche auf die Beine stellen, damit das Kind zu Hause ein angenehmes Nest vorfindet, in dem es sich wohl fühlt. Für die Geburt selbst jedoch wird sehr wenig unternommen oder die Verantwortung für den Begrüßungsmoment in dieser Welt ganz einfach abgegeben."[25]

Dabei ist wissenschaftlich schon seit Längerem erwiesen, dass die Geburt lebensprägend für das Kind ist. Die Geburt mag einer der wichtigsten Momente überhaupt sein, in dem die Eltern die Verantwortung für ihr Kind wahrnehmen sollten. Zugegeben: Es ist unbequem, Verantwortung zu übernehmen. Das setzt voraus, dass man sich informiert und sich ganz genau darüber im Klaren ist, was man will - oder was man eben nicht will. Es ist anstrengend, sich gegen die Empfehlungen der Gynäkologin zu stellen, es kostet Nerven, sich gegen ihre Überzeugungsversuche zu wehren. Man braucht Energie, wenn man seinem engsten Umfeld erklären muss, warum man kein Bildchen vom Ultraschall mitgebracht hat, weil man den Ultraschall nicht durchführen ließ. Und es bringt einen manchmal zur Verzweiflung, wenn man zum hundertsten Mal den Satz zu hören bekommt, dass eine Hausgeburt und geschweige denn eine Alleingeburt unverantwortlich sei.

Jede Geburt ist einzigartig, genauso wie die Biographie jeder einzelnen Frau. Es liegt in der Verantwortung jeder Frau, für sich selbst herauszufinden, wo sie sich am sichers-

---

[25] Stadelmann (2005), S. 148.

ten fühlt, um ihr Kind zu gebären. Je nach Schmerztoleranz, eigenem Urvertrauen, Verständnis des Geburtsgeschehens und individueller Persönlichkeit wird die Entscheidung anders ausfallen. Aus meiner Sicht ist es unangebracht, eine bewusst getroffene Entscheidung für eine Geburtsvariante als verantwortungslos zu bezeichnen – unabhängig davon, ob es das Krankenhaus, das Geburtshaus oder eine begleitete oder unbegleitete Hausgeburt sein soll. Dagegen ist das Versäumnis, sich mit dem individuell passenden Geburtsort auseinanderzusetzen, in meinen Augen tatsächlich verantwortungslos – die Verantwortung für die vielleicht wichtigste aller Entscheidungen, die wir in unserem Leben je treffen werden, wird der aktuellen Mode, gesellschaftlichen oder familiären Erwartungen oder dem Diktat der Medizin unterworfen und an andere Menschen delegiert – das ist verantwortungslos!

ES GIBT KEINE GEBURTSVARIANTE, DIE MEHR VERANTWORTUNGSBEREITSCHAFT VORAUSSETZT ALS DIE HAUS- UND DIE ALLEINGEBURT.

Aber wie soll das eine Gesellschaft verstehen, die verlernt hat, Verantwortung zu übernehmen? Der in allen nur erdenklichen Lebensbereichen „Versicherungen" aufgedrängt werden, die im besten Fall Scheinsicherheit, im schlimmsten Fall Unsicherheit schenken? Das Sicherheitsbedürfnis unserer Zeit ist unübertroffen. Wir sehnen uns nach sicheren Geldanlagen, sicheren Jobs, Sicherheit beim Reisen, nach der Sicherheit, gesund zu bleiben, und der Sicherheit, gesunde Kinder zur Welt zu bringen. Dabei vergessen wir gerne, dass es Sicherheit im außen nicht gibt. Echte Sicherheit können wir nur in uns selbst finden. Die innere Sicherheit aber basiert auf Vertrauen.

3. Vertrauen

„Schwangerschaft und Geburt machen Frauen zunehmend Angst", stand in einem Artikel der Fachzeitschrift „Medical Tribune".[26] Dagegen berichtet eine ältere Hebamme über die Mitte des 20. Jahrhunderts:

> *„Die Frauen hatten sehr viel Vertrauen in sich selbst und auch in die Hebamme. Die Geburten - damals brachte man ja oft mehr als zehn Kinder auf die Welt - waren etwas ganz Natürliches und man glaubte nicht dafür ins Krankenhaus gehen zu müssen. Man war ja nicht krank."[27]*

Wie kam es zu dieser veränderten Einstellung gegenüber Schwangerschaft und Geburt? Was ist heute anders als früher? Auf den ersten Blick fallen vor allem Entwicklungen auf, die eigentlich beruhigend wirken sollten: Bessere Hygiene, Mutterschaftsschutz, Krankenversicherung, bessere Informationsmöglichkeiten der Mutter, eine top ausgebildete Ärzteschaft und ein medizinisches Instrumentarium, welches die Geburt nicht nur erleichtert, sondern die Sterberate von Mutter und Kind auf ein absolutes Minimum reduziert. Allerdings können einige dieser Entwicklungen tatsächlich dazu beitragen, Angst zu schüren anstatt Vertrauen zu stärken. Das Sprichwort „Was ich nicht weiß, macht mich nicht heiß" hat durchaus seine Berechtigung. Welchen Nutzen habe ich davon, wenn ich über mögliche Behinderungen meines Kindes oder Risiken der Schwangerschaft oder Geburt Bescheid weiß, deren Eintretenswahrscheinlichkeit

---

[26] vgl. Schneider (2004), S. 74.
[27] pro vita alpina (2004), S. 38.

unter 1% liegt? Keinen. Es nützt mir nicht nur nichts, sondern es leitet meine Energie und meine Gedanken in die falsche Richtung. Anstatt um das neue Leben in meinem Bauch kreisen sie hartnäckig um potentielle, wenn auch verschwindend kleine Risiken. Bei unsicheren Frauen kann allein das Wissen um diese Risiken ausreichen, um sie in anhaltende Angst zu versetzen. In eine Angst, die sie immer stärker die Nähe von Gynäkologen suchen lässt. Diese wiederum spüren die Angst und untersuchen noch gewissenhafter, um jede kleinste Unregelmäßigkeit zu entdecken. Je mehr Tests aber durchgeführt werden, desto stärker wird die Angst.

Angst bedeutet aus neurobiologischer Sicht Stress für den Körper. Er reagiert auf Stress mit der Ausschüttung von Stresshormonen wie Kortisol und Adrenalin, welche unter anderem eine Verengung der Blutgefäße zur Folge haben. Geschieht diese Gefäßverengung während der Schwangerschaft, wird das Ungeborene über die Nabelschnur der Mutter mit weniger Sauerstoff und Nahrung versorgt. Zudem gelangen die Stresshormone von der Mutter zum Kind. Eine zu hohe Konzentration von Kortisol kann beim Ungeborenen Hirnstrukturen schädigen.[28]

Das Gehirn entwickelt sich während der Schwangerschaft und erfährt sein größtes Wachstum im ersten Jahr nach der Geburt: Von rund 400g bei der Geburt nimmt es innerhalb der ersten 12 Monate auf rund 1000g zu. Vom Zeitpunkt der Zeugung bis zum Ende des ersten Lebensjahres findet die größte und zugleich prägendste Entwicklung des menschlichen Gehirns statt. „Erfahrungen prägen die strukturelle Ausformung der Nervenzellen innerhalb des genetisch

---

[28] vgl. Klaus (2007), S. 134.

vorgegebenen Gestaltungsraumes."[29]

Die Gehirnarchitektur bildet sich mit den Erfahrungen aus, die das Un- resp. das Neugeborene macht. Stressbelastungen führen damit unweigerlich zu einer anderen Gehirnstruktur als weitgehend stressfreie Erlebnisse. Dabei geht es insbesondere um die Fähigkeit des Gehirns, mit Stresshormonen umgehen zu können und sie zu regulieren. Diese Regulationsfähigkeit ist beim Ungeborenen nur unvollständig entwickelt und der Fötus dadurch mit Stresshormonen überfordert. Je älter ein Kind ist, wenn es mit Stress konfrontiert wird, desto besser ist sein Gehirn ausgerüstet, um Körper und Psyche wieder ins Gleichgewicht zu bringen. Von besonderer Bedeutung ist dabei die Erkenntnis, dass Prägungen, die während der frühen Phase der Gehirnentwicklung stattgefunden haben, weitgehend irreversibel, das heißt unveränderbar sind.[30]

Besonders prägend sind Zustände, die über einen längeren Zeitraum anhalten. Manifestiert sich bei einer Schwangeren ein bestimmter Stresszustand, so passt sich das Gehirn des Ungeborenen an diese Störung an. Fällt der Stress dann plötzlich weg oder schwächt sich ab, wird der Neuzustand selbst als Störung betrachtet und das Gehirn versucht, den gewohnten Erregungszustand wieder herzustellen. Möglicherweise wird das betroffene Kind zu einem „unruhigen" Kind, einem „Schreibaby".[31]

Diese Erkenntnisse der Neuro- und Entwicklungsbiologie zeigen eindrücklich auf, wie schädlich Stresssituationen der Mutter während der Schwangerschaft sind. Eine ständige

---

[29] Rass (2012), S. 20.
[30] vgl. Rass (2012), S. 20f.
[31] vgl. Hüther/Weser (2015), Teil 1 Kap. 8.

(bewusste oder unbewusste) Angst vor Komplikationen stellt eine reale Gefahr für die spätere psychische und körperliche Gesundheit des ungeborenen Kindes dar. Die engmaschigen Vorsorgeuntersuchungen bieten nicht die versprochene Sicherheit. Sie verursachen Angst, weil sie in der werdenden Mutter unweigerlich das Gefühl hervorrufen, gefährdet und in einem kritischen Zustand zu sein. Warum sonst sollte sie so regelmäßig überwacht werden? Diese Kontrollmentalität versetzt die Mutter in Stress, und der mütterliche Stress beeinträchtigt die gesunde Entwicklung des Kindes. „Mütterlicher Stress (wird) mit dem gehäuften Auftreten von Geburtskomplikationen, Frühgeburten und einem niedrigen Geburtsgewicht in Zusammenhang gebracht."[32]

Hilfreich wäre eine Stärkung des Selbstvertrauens. „Inzwischen scheinen schwangere Frauen ihrem Arzt sogar mehr zu trauen als ihrer eigenen Wahrnehmung. Nur noch 9% aller Schwangeren gestehen sich eigenständige Entscheidungen zu, was ihr Verhalten in der Schwangerschaft und unter der Geburt betrifft."[33]

ANGST IST DER GRÖSSTE FEIND DER GEBURT.

Sie setzt im Körper Adrenalin frei, ein Hormon, das dafür verantwortlich ist, dass sich die Muskeln anspannen und der Körper sich auf Abwehr und Flucht einstellt. Um ein Baby aus dem Bauch zu befördern, benötigt der Körper jedoch Entspannung statt Anspannung. Stellt sich diese nicht ein,

---

[32] Hüther/Weser (2015), Teil 1 Kap. 8.
[33] Schneider (2004), S. 76.

44

hilft die Schulmedizin mit künstlichen Hormonen, Medikamenten und zuletzt mit dem Kaiserschnitt nach.

„Als Hauptaufgabe der heutigen Schwangerschaftsbegleitung sehe ich die Bewältigung von Angst und die Förderung der Intuition, der werdenden Mutter zu helfen, in dieser Zeit aus dem „Kopf" in den „Bauch" zu kommen. Das Gegenteil ist die Praxis und natürlich Teil der Prägung des Ungeborenen. [...] Hemmungslos wird die Schwangere in Ängste versetzt, in ein klinisches Geburtsschema eingepresst, mit Periduralanästhesie („Rückenmarksbetäubung") lahmgelegt und mit Kunstwehen über Zäpfchen und Infusionen traktiert. Ungefragt werden Geräte angeschlossen, Infusionen gelegt und Medikamente eingespritzt. [...] Die gut gelungene Geburt ist immer noch diejenige, welche keinen Arzt bedurfte!"[34]

Anstatt Angst zu schüren muss Vertrauen aufgebaut und gestärkt werden. Sich selbst zu vertrauen bedeutet, *sich selbst bewusst zu sein.* Erst wenn ich meinen Körper wahrnehme und ihn annehme, mir seine Eigenheiten, seine Stärken und Schwächen bewusst mache, bin ich in der Lage, ihm zu vertrauen. Dass viele Frauen heute weniger Selbstbewusstsein haben und ihrem Körper weniger vertrauen als früher, hängt sicherlich damit zusammen, dass der Körper heute in der Regel weniger „gebraucht" und dadurch weniger deutlich gespürt wird.

Bis in die Mitte des 20. Jahrhunderts bestand die Hauptbeschäftigung vieler Frauen in körperlicher Arbeit: Wäsche waschen, Putzen, Betten schütteln, Teppiche klopfen, schwere Einkäufe oft kilometerweit nach Hause tragen oder die land-

---

[34] Graf (2011), S. 667.

wirtschaftliche Arbeit mit Heuen, Melken, Ausmisten usw. ließ die Frau ihren Körper einerseits täglich spüren und hielt ihn andererseits auf natürliche Weise fit. Die Frauen wussten intuitiv, dass sie ihrem Körper vertrauen konnten, da er ihnen tagtäglich bei ihren anstrengenden Arbeiten zur Seite stand.

Wie sieht der körperliche Alltag einer Frau in unserer westlichen Welt heute aus? Abgesehen davon, dass alleine die Hausarbeit durch die Erfindung von Waschmaschine, Staubsauger, Auto und anderen nützlichen Dingen kaum mehr körperlichen Einsatz erfordert, hat sich auch der Berufsalltag in Richtung körperlicher Passivität entwickelt. Die lange Schulzeit und zahlreiche „sitzende" Berufe machen den Körper als Arbeitsinstrument weitgehend überflüssig. Während eine Marktfrau früher hinter ihrem Stand stand, Verkaufskisten auffüllte, Ware abwog und verpackte und mit lautem Werben auf ihre Ware aufmerksam machte, trainierte sie neben ihrer Stimme ihren ganzen Körper: Sie bückte sich, lief hin und her, trug schwere Sachen, schrieb Preise auf und rechnete sie im Kopf aus: Körpereinsatz pur. Wie blass erscheint dagegen der Alltag einer Verkäuferin in einem modernen Supermarkt! Sie benötigt lediglich eine Hand, um die Einkäufe über den Strichcode-Scanner zu ziehen und eine zweite Hand, um das Geld entgegenzunehmen. Das Schreiben und Rechnen übernimmt der Computer, das Einpacken und Wägen der Kunde, das Auffüllen der Ware andere Mitarbeitende. Und den Heimweg legt sie per Auto oder Bus zurück... Dieses Beispiel soll stellvertretend für viele andere Berufe stehen, die sich im Laufe der letzten 50-60 Jahre hin zu körperlicher Passivität entwickelt haben.

Ein anderer Aspekt, der sich im Laufe der letzten Jahrzehnte einschneidend verändert hat, ist die *Schmerzbelastbarkeit*. Vor der Entwicklung von Schmerzmitteln wurden Schmerzen so weit möglich auf natürliche Art und Weise gelindert oder ausgehalten. Heute, in einer Zeit, in der niemand Zeit hat, sind Krankheiten unerwünscht, sowohl bei sich selbst als auch bei Kindern. Ein krankes Kind kann nicht in die Kinderkrippe gebracht werden, es benötigt die Zeit und Geduld des betreuenden Elternteils. Rasch werden fiebersenkende, schmerzstillende Zäpfchen, Tabletten und Tröpfchen verabreicht, um den „Normalzustand" sobald wie möglich wieder herzustellen und seinen Aktivitäten nachgehen zu können. Dabei wird der Sinn von Krankheiten ignoriert. Krankheiten sind Zeichen des Körpers. Wird der Körper krank, haben wir ihm zu viel zugemutet und er benötigt eine Pause. Rückzug, Schlaf, Reduktion und Erholung wären die richtigen Antworten auf diese Zeichen. Stattdessen werden bereits Kinder mit Medikamenten vollgestopft: Kleinkinder, um das Wehklagen und Jammern abzustellen, mit dem sie ihre Schmerzen zu bewältigen versuchen; Schulkinder, damit sie keinen Schulstoff verpassen. Der Körper lernt so bereits von Anfang an, dass er kein Recht auf Erholung hat. Das führt jedoch nicht dazu, dass man nicht mehr krank wird. Je öfter Krankheiten unterdrückt werden und dem Körper (und der Psyche) die notwendigen Pausen verwehrt bleiben, desto mehr Erholungsbedarf staut sich auf, bis das Defizit irgendwann so groß ist, dass der einzige Ausweg in einer chronischen, unheilbaren Krankheit gesehen wird. Eine chronische Krankheit kann nicht unterdrückt werden - sie zwingt uns, den Bedürfnissen des Körpers und der Psyche in die Augen zu schauen und uns mit ihnen zu arrangieren, ein Leben lang. Wie viel einfacher wäre es doch, unsere inneren Bedürfnisse von Anfang an wahrzunehmen und richtig darauf zu reagieren! Schmerzen nicht zu unterdrücken, sondern den Umgang mit ihnen und ihre Bewältigung aus eigener Kraft zu trainieren. Klar, auch das ist - einmal mehr - anstrengend und unbequem. Da wir Menschen aber keine Maschinen sind, sondern hochkomplexe Wesen mit einem fein austarierten inneren Gleichgewicht, lohnt es sich, so früh wie möglich diesen Weg zu gehen.

Was hat das alles nun mit der Hausgeburt/Alleingeburt zu tun?

BEI DER HAUS-/ALLEINGEBURT ENTSCHEIDET SICH DIE FRAU FÜR DAS AUSHALTEN DES GEBURTSSCHMERZES.

Sie vertraut ihrem Körper und lässt sich ganz bewusst auf das Unbekannte, das Unplanbare, das Unvorhersehbare ein. Sie lässt sich darauf ein, eventuellen Geburtsschmerz zu ertragen, bis an ihre Schmerzgrenze zu gehen - und darüber hinaus. Sie vertraut darauf, dass ihr Körper gemeinsam mit ihrem Kind die Geburt schafft. Wir Menschen sind im allgemeinen viel schmerzresistenter, als wir selbst annehmen. In Extremsituationen wie der Geburt werden Kräfte mobilisiert, von deren Existenz die Frau selbst oft gar nichts weiß - vorausgesetzt, die Frau wird im Geburtsprozess nicht behindert. Diese unbekannten Kräfte haben wir dem komplexen Hormoncocktail zu verdanken, den der Körper während der Geburt ausschüttet und der nur in einer angstfreien und vertrauensvollen Situation voll zum Tragen kommen kann.

Die Bereitschaft, sich auf eventuellen Geburtsschmerz einzulassen, ist eine wichtige Voraussetzung für eine Haus-/Alleingeburt. Diese Entscheidung mag Frauen leichter fallen, die bereits vor der Schwangerschaft auf die Signale ihres

Körpers eingegangen sind und ihre Schmerzbelastbarkeit entsprechend trainiert und entwickelt haben.

Aber auch allen anderen Frauen steht die Geburt zuhause offen. Wichtig ist *Entschlossenheit*, diesen Weg zu gehen. Hilfreich ist dabei die enge Begleitung einer einfühlsamen und erfahrenen Hausgeburtshebamme sowie der Kontakt zu anderen Frauen, die bereits Kinder zuhause oder auch alleine geboren haben. Für medikamentengewöhnte Frauen kann eine natürliche Geburt ein Schlüsselerlebnis in Körpererfahrung darstellen und ihre Körperwahrnehmung entscheidend verändern. Grundsätzlich ist auch eine schmerzmittelfreie Geburt im Krankenhaus möglich. Das Risiko, vom verlockenden Angebot der Schmerzbetäubung Gebrauch zu machen, ist aber für viele Frauen im Krankenhaus sehr groß. Auch Frauen, die mit dem festen Vorsatz in die Geburt starten, den Schmerz auszuhalten, geben bis zum Ende oftmals dem Angebot der Hebammen oder Ärzte nach.

Der Nutzen, den sowohl ich als Mutter wie auch mein Kind von einer gemeinsam bewältigten Geburt haben, ist vielfältig. Es ist ein unglaubliches Hochgefühl, aus eigener Kraft ein Kind geboren zu haben. Unvergleichlich mit irgendwelchen anderen Ereignissen des Lebens. Diese Erfahrung schenkt Selbstvertrauen für die Bewältigung aller Schwierigkeiten, die das weitere Leben mit Kindern bereit hält. Für das Kind ist das Vertrauen der Mutter von elementarer Bedeutung. Die Ausbildung des sogenannten *Urvertrauens*, von dem wir ein Leben lang zehren - oder das wir ein Leben lang entbehren - beginnt im Mutterleib. Es erfährt mit dem Geburtsprozess eine Vertiefung und reift in den ersten Lebensjahren aus.

DIE ENTWICKLUNG VON URVERTRAUEN IST NUR MÖG-LICH, WENN DIE MUTTER SELBST VERTRAUEN SPÜRT.

Es ist verheerend, wenn Schwangerschaft und Geburt geprägt sind von Angst, wenn der Entscheidungsfähigkeit des Arztes mehr vertraut wird als dem eigenen Bauch. Wie soll da ein Ungeborenes Vertrauen entwickeln können?

Eine Mutter, welche die anstehenden Entscheidungen selbst in die Hand nimmt, entscheidet intuitiv zugunsten ihrer eigenen Bedürfnisse im Einklang mit den Bedürfnissen des Kindes. Ein Arzt entscheidet aufgrund von Kriterien, die mit der persönlichen Situation der Mutter oft nichts zu tun haben. Aus Studien geht sogar hervor, dass die meisten Ärzte, die in Geburtskliniken tätig sind, die natürliche Geburtshilfe nicht mehr beherrschen. Sie entscheiden sich lieber für einen Kaiserschnitt, der plan- und kontrollierbar ist, anstatt sich auf die Gebärfähigkeit einer für sie fremden Frau mit unvorhersehbaren Reaktionen einzulassen.[35]

Für den Aufbau von Vertrauen während der Schwangerschaft spricht noch ein weiterer Aspekt. Nicht nur während der Geburt, sondern vor allem auch während vieler Jahre danach sind wir als Eltern immer wieder in der Situation, dass wir unserem Kind vertrauen müssen, sei es auf physischer oder psychischer Ebene. Unser Kind wird mit Krankheiten konfrontiert werden, bei denen wir die Entscheidungsverantwortung tragen, wie wir damit umgehen möchten: Ob wir bei jedem Schnupfen den Kinderarzt aufsuchen oder ob wir dem Körper unseres Kindes vertrauen, selbst mit der Herausforderung umzugehen. Im Zusammenleben mit Kindern

---

[35] vgl. Schneider (2004), S. 79.

werden wir mit unzähligen Situationen konfrontiert, in denen wir Entscheidungen treffen müssen. Je früher wir lernen, Vertrauen in unsere Kinder wie auch in unsere eigene Entscheidungs- und Verantwortungsfähigkeit zu übernehmen, desto leichter wird sich das Zusammenleben mit Kindern gestalten - für uns wie für unsere Kinder.

4. Mut

Eine jener Aussagen, mit denen ich am häufigsten konfrontiert werde, wenn die Rede auf meine Geburten kommt, ist diese: „Den Mut hätte ich nicht gehabt!" Nach der Lektüre der bisherigen Kapitel sollte klar sein, dass zur selbstbestimmten Geburt nicht außerordentlich viel Mut gehört. Die Sicherheit ist zuhause gleich hoch wie im Spital oder Geburtshaus - warum also mutig?

VERANTWORTUNGSBEWUSST, ENTSCHEIDUNGSFREUDIG, VERTRAUENSVOLL

Diese Adjektive passen meiner Meinung nach viel besser auf Hausgeburts- oder Alleingeburtsmütter als das Wort mutig. Mut braucht es einzig in einem Bereich: In der Kommunikation nach außen. Leider. Denn diese Kommunikation kann ganz schön aufreibend sein. Es mag noch gehen, wenn Bekannte oder auch Freunde mit Erstaunen oder auch Unverständnis auf deine Entscheidung reagieren, dein Kind in deinen eigenen vier Wänden zu gebären. Die Gespräche fallen meistens eher einseitig aus, indem du erklärst, dass die Geburt genauso sicher ist und erst noch bequemer, da du das Haus während der Wehen nicht zu verlassen brauchst. Mit dem Hinweis, dass eine Verlegung in ein Krankenhaus jederzeit stattfinden kann, falls Komplikationen auftreten sollten, sind dann auch die kritischeren Geister zufrieden. Hartnäckiger können Familienmitglieder reagieren, insbesondere die eigene Mutter: „Warum gehst du nicht ins Spital? Du bist auch im Spital zur Welt gekommen, und das hat dir überhaupt nicht geschadet." Eine solche Aussage lässt darauf schließen, dass sich die Mutter implizit in ihrem eigenen Verhalten kritisiert fühlt, da sich die Tochter anders entscheidet als sie damals. Wünschenswert wäre eine ehrliche, interessierte Frage nach dem *Warum* aus dem Wunsch heraus, etwas Neues zu erfahren. Vorbehaltlos und vorurteilsfrei. Viele Mütter fühlen sich jedoch leider persönlich angegriffen, wenn die Töchter mit ihren eigenen Kindern eigene, neue Wege gehen. Das erschwert die Kommunikation und insbesondere den bereichernden Austausch über dieses so frauenspezifische Thema. Die Erfahrungen der eigenen Mutter über die Geburt ihrer Kinder können für die werdenden Mütter eine Bereicherung darstellen, wenn sie nicht wertend oder rechtfertigend weitergegeben werden.

Geradezu kräftezehrend kann die Kommunikation mit der Gynäkologin sein. Sofern man sie überhaupt während der Schwangerschaft konsultiert, kommt irgendwann der Moment, in dem man mitteilen muss, dass die restlichen Vorsorgeuntersuchungen durch die Hebamme vorgenommen werden. Nicht alle Frauenärztinnen reagieren abweisend oder sogar abschätzig, wenn sie von der geplanten Hausgeburt erfahren. Es gibt auch jene wertvollen Menschen, welche die Entscheidung der Frauen nicht nur respektieren, sondern die das Vorgehen unterstützen. Weitaus häufiger ist jedoch, dass die Entscheidung keineswegs begrüßt wird, sondern mit allen Mitteln versucht wird, in der Schwangeren Zweifel zu säen. Dieses Verhalten mag einerseits in der Überzeugung der Ärztin liegen, dass Hausgeburten im Zeitalter der modernen Medizin überholt sind. Andererseits verliert die Ärztin mit jeder Frau, die sich durch eine Hebamme betreuen lässt, bares Geld. Wie auch immer die Reaktion der Gynäkologin ausfallen wird: Bereite dich auf alles vor und lass dich nicht beirren! Bleibe standhaft und entschlossen. Allfälliger Widerstand von Seiten Ärztin wird rasch schwächer, wenn sie spürt, dass deine Entscheidung gefallen ist.

Wenn dir die Kommunikation nach außen Kopfzerbrechen macht, warte damit, bis du von deiner Geburtsplanung felsenfest überzeugt bist. Suche den Kontakt zu anderen Haus-/Alleingeburtsmüttern, berate dich mit deiner Hebamme und lasse den Entschluss reifen. Die Entscheidung für eine Haus-/Alleingeburt muss bei den meisten Frauen wachsen wie eine Pflanze: Erst nach einer gewissen Zeit ist sie robust genug, um Stürme zu überstehen. Lass dir Zeit und kommuniziere erst, wenn du dich bereit fühlst.

Hilfreich in dieser Hinsicht ist auch die Kenntnis einiger kommunikationstheoretischer Grundlagen. Schulz von Thun formulierte das *Vier-Ohren-Modell*: Jeder Mensch kann mit vier verschiedenen Ohren hören: dem Sachverhalts-Ohr, dem Appell-Ohr, dem Selbstoffenbarungs-Ohr und dem Beziehungs-Ohr. Wenn mir jemand sagt: „Eine Hausgeburt ist unverantwortlich", kann ich das auf vier verschiedene Arten aufnehmen.

Sachverhalts-Ohr: „Es ist Tatsache, dass eine Hausgeburt unverantwortlich ist."

Appell-Ohr: „Du bist unverantwortlich, wenn du zuhause gebärst!"

Selbstoffenbarungs-Ohr: „Ich finde, eine Hausgeburt ist unverantwortlich, ich habe Angst davor."

Beziehungs-Ohr: „Du misstraust mir, weil ich dich im Spital geboren habe."

Je nachdem, mit welchem Ohr du die Aussage aufnimmst, fällt deine Reaktion anders aus. In einer Thematik, die so emotionsgeladen ist wie die der Geburt, empfehle ich, grundsätzlich jede Aussage mit dem Selbstoffenbarungs-Ohr aufzunehmen. Die Menschen, die sich zur Geburt äußern, sagen in den allermeisten Fällen etwas über sich selbst aus: über ihre eigenen Erfahrungen, ihre Erwartungen, ihre Ängste oder ihre Vorurteile. Wenn es sich dann auch noch um die *Haus-* oder noch schlimmer: eine *Allein*geburt handelt, dominieren die Vorurteile, weil kaum jemand wirklich Kenntnisse über die, geschweige denn eigenen Erfahrungen mit selbstbestimmter Geburt hat. Wenn du mit dem Selbstoffenbarungs-Ohr hörst, berühren dich Aussagen oder allenfalls auch Angriffe von außen nicht. Dadurch kannst du dich schützen, Energie sparen und deine Nerven schonen.

5. Partner

Ich bin der Meinung, dass der Partner wichtig ist in der Trilogie Schwangerschaft-Geburt-Stillzeit. Die Entscheidung für oder gegen eine Hausgeburt sollte jedoch nicht von der Meinung des Partners abhängig gemacht werden. Warum? Weil die Frau die Verantwortung während der Geburt alleine trägt, weil sie die Geburtsarbeit, den Schmerz, die Zweifel alleine bewältigen muss. Der Partner kann sie bestenfalls unterstützen, indem er ihr auf Wunsch schmerzende Stellen massiert, ihr ein Bad einlaufen lässt oder einen Kaffee kocht. Er kann sie stützen, ihr Halt bieten, damit sie sich anlehnen kann, er kann sie zum tiefen Atmen und Entspannen motivieren. Bei einer Alleingeburt ist der Partner unter Umständen mehr gefordert als bei einer hebammenbegleiteten Hausgeburt, kann aber auch mehr Verantwortung übernehmen und sich aktiver am Geburtsgeschehen beteiligen. So kann er durchnässte Unterlagen auswechseln, das Baby entgegen nehmen und später die Nabelschnur durchschneiden. Bei einer Alleingeburt ist der Partner häufig eine wichtige Stütze, sowohl mental als auch in praktischer Hinsicht. Die eigentliche Geburtsarbeit jedoch kann er der Frau nicht abnehmen.

DER PARTNER IST WÄHREND DER GEBURT MACHTLOS.

Er hat weder Kontrolle noch Macht. Durch den Geburtsprozess müssen Frau und Kind alleine durch. Das ist eine Erkenntnis, die für den Partner sehr schmerzhaft sein kann, die ihn auch - wenn er darauf nicht vorbereitet ist - überwältigen kann. Er muss es ertragen, seine Partnerin in einem Zustand großer Wucht, Macht und oft auch großer Schmerzen zu erleben. Damit kann nicht jeder Mann gleich gut umgehen. Es sollte jedem Mann frei stehen, sich jederzeit aus dem Geburtszimmer zurückzuziehen. Und es muss jeder Frau zustehen, ihren Partner hinauszuschicken, wenn sie lieber allein sein möchte. Ein Mann, der unablässig auf seine Partnerin einredet, rastlos im Geburtszimmer auf- und abmarschiert oder womöglich ständig zum Handy greift, weil er sich sonst nutzlos vorkommt, behindert den Geburtsprozess mehr als dass er ihm nützt.

Auch ein anderer Aspekt mag vereinzelt in die Entscheidungsfindung bzgl. Anwesenheit des Partners hineinspielen: Die „Entweihung" der Vagina als bisher aus männlicher Sicht reines Sexualorgan zum Geburtskanal des Babys. Durch die Vagina wird eben nicht nur der Samen empfangen, sondern das fertige „Produkt" muss da auch wieder herauskommen. Diese rein biologische Tatsache mag manche stark sexuell orientierte, unreife Männer abschrecken. Es sind durchaus auch Partnerschaften kurz nach der Geburt des ersten Kindes aus diesem Grund aufgelöst worden. Ob es in diesen Fällen allerdings besser ist, den Partner vom Geburtsgeschehen fern zu halten, mag fraglich sein; mag ihm doch so nach der Geburt das Verständnis dafür fehlen, dass die Vagina durch die große Dehnung und allfällige Verletzungen berührungsempfindlich und unter Umständen für einige Zeit nicht für sexuelle Aktivitäten zu haben ist.

Die Frage, ob der Partner bei der Geburt anwesend sein will oder nicht, stellt sich also unabhängig vom Geburtsort. Darum soll die Entscheidung für eine Hausgeburt von der Frau grundsätzlich alleine getroffen werden. Klar: stellt sich der Partner quer, erschwert er damit die Situation erheblich. Oftmals mangelt es ihm aber an Wissen, was ihn ängstlich und ablehnend reagieren lässt. Daher bietet es sich an, in einer gut funktionierenden Partnerschaft den Partner von Anfang an in den Entscheidungsprozess miteinzubeziehen. So hat er die Gelegenheit, sich mit der Hausgeburt auseinanderzusetzen, die ev. ausgesuchte Hebamme kennenzulernen und Vertrauen zu fassen. Es mag ihm auch helfen zu wissen, dass die Verantwortung während der

Geburt nicht bei ihm, sondern bei der Frau liegt und *sie* sich somit für den Geburtsort entscheiden muss, der ihr subjektiv die größte Sicherheit, den besten Schutz und das größte Maß an Geborgenheit bietet. Männer sind in der Regel rationaler als Frauen, und alleine der Verweis auf die Nationalfondsstudie vermag sie oftmals bereits zu beruhigen. Kann ein Partner nicht hinter einer Alleingeburt stehen, gibt es für die Frau noch immer die Möglichkeit, in Anwesenheit einer anderen vertrauten Person wie einer Freundin oder der eigenen Mutter zu gebären. Eine Geburt ganz alleine ist – bei aller gewissenhaften Vorbereitung – mit einem Risiko verbunden, das nicht von der Hand gewiesen werden kann: Benötigt die Gebärende rasche Hilfe und ist nicht in der Lage, ein Handy zu betätigen, kann das erhoffte beglückende Geburtserlebnis zu einer Tragödie werden.

6.   Ausschlussgründe

Die bisherigen Ausführungen sollten deutlich gemacht haben:

GRUNDSÄTZLICH KANN JEDE FRAU ZUHAUSE GEBÄREN.

Sie muss bereit sein, Verantwortung zu übernehmen und sie muss ihrem Körper vertrauen. Sie muss sich aktiv und mit Überzeugung für die Hausgeburt entscheiden.

Es gibt nur wenige medizinische Gründe, aufgrund derer eine Hausgeburt nicht stattfinden kann:

- schwere Grunderkrankungen wie Diabetes oder Bluthochdruck
- Mehrlingsschwangerschaft
- Placenta praevia
- Querlage
- Frühgeburt[36]

Vorangegangene Kaiserschnitte, ungewöhnlich tiefes oder hohes Alter der Schwangeren, Verdacht auf Missbildungen, vorangegangene Totgeburt oder Tendenzen zur Frühgeburt sind keine Besonderheiten, die bereits per se eine Hausgeburt ausschließen. Hier gilt es, die spezifische Situation der betroffenen Frau mit einer guten Hebamme eingehend zu analysieren. Dabei kann man durchaus zum Schluss kommen, dass gerade die Hausgeburt am besten dazu geeignet ist, mit den erwarteten Schwierigkeiten fertig zu werden. Eine vorangegangene Totgeburt bspw. kann gemeinsam mit einer Hebamme sicherlich besser verarbeitet werden als mit einem Gynäkologen. Ängste in Bezug auf die bevorstehende Geburt können durch die Hebamme abgebaut werden, während sie im mechanisierten Krankenhausbetrieb geschürt werden. Die Erläuterungen ließen sich beliebig für jede sogenannt „kritische" Situation fortführen. Ich empfehle aber in jedem Fall das Gespräch mit einer erfahrenen Hebamme. Die *Tendenz* zur Frühgeburt hat oft psychische Ursachen. So zählen bspw. Arbeitsbelastung und Partnerschaftsprobleme nachgewiesenermaßen zu Faktoren, die eine Frühgeburt begünstigen. Bei psychischen Belastungen, aber auch bei Ernährungsfehlern, Rauchen oder Alkoholkonsum kann der rege Austausch mit der

---

[36] vgl. Dahlke/Dahlke/Zahn (2001), S. 141.

Hebamme zur Entspannung beitragen.[37] Zudem verfügen viele Hebammen über homöopathisches, aroma- oder phytotherapeutisches Wissen, mit dem der Frühgeburtstendenz erfolgreich begegnet werden kann. Dennoch: Eine Hausgeburtshebamme steht ab dem *ersten Tag der 38. Schwangerschaftswoche* zur Verfügung. Geburten, die vorher beginnen, gelten als Frühgeburten und müssen im Krankenhaus, ev. in einem Geburtshaus stattfinden.

Absurd mutet dagegen die immer wieder gehörte Behauptung an, das mütterliche Becken sei zu klein für den zu erwartenden Kopf. Das weibliche Becken ist unter der Geburt enorm flexibel und in der Lage, sich zu dehnen, um dem Kopf des Kindes den Austritt zu erleichtern. Der kindliche Kopf wiederum ist verformbar, da die Schädelplatten noch nicht zusammengewachsen sind. Diese Einrichtung der Natur dient dazu, den Kopf dem mütterlichen Becken anzupassen und die Geburt auf natürlichem Weg zu vollbringen.

Die fünf aufgelisteten Besonderheiten verunmöglichen aber tatsächlich eine Haus-/Alleingeburt. Überall dort, wo aufgrund der objektiven biologischen Gegebenheiten Leben auf dem Spiel steht und mit dem Krankenhausinstrumentarium gerettet werden kann, sollen die Möglichkeiten auf jeden Fall genutzt werden. Bei einer vorliegenden Plazenta, die den Muttermund verschließt und damit den Ausgang aus der Gebärmutter versperrt (Placenta praevia), ist eine Spontangeburt unmöglich und der Kaiserschnitt der einzige Ausweg für das Baby aus dem mütterlichen Bauch. Zum Glück ist diese Geburtskomplikation sehr selten.

---

[37] vgl. Rass (2012), S. 68.

Bedenklich ist die Entwicklung mit dem Umgang der Steiß-
oder Beckenendlage, wenn das Baby mit den Füssen zuerst
den Mutterleib verlassen möchte. Bis ins letzte Drittel des
letzten Jahrhunderts gab es Hebammen oder Ärzte, die
wussten, worauf es bei einer Steiß-Geburt ankam und die
das Kind sicher aus der Enge führen konnten. Oder die
Hebamme beherrschte einen speziellen Griff, mit dem sie
das Baby im Bauch der Mutter drehen konnte. Dieses
Wissen wurde durch den Siegeszug des Kaiserschnittes
verdrängt. Warum Zeit mit anspruchsvollen manuellen
Techniken verschwenden, wenn es mit dem Messer so leicht
geht...? Heute gibt es nur noch wenige Ärzte und noch
weniger Hebammen, welche die Betreuung einer Steiß-
Geburt auf natürlichem Weg anbieten.

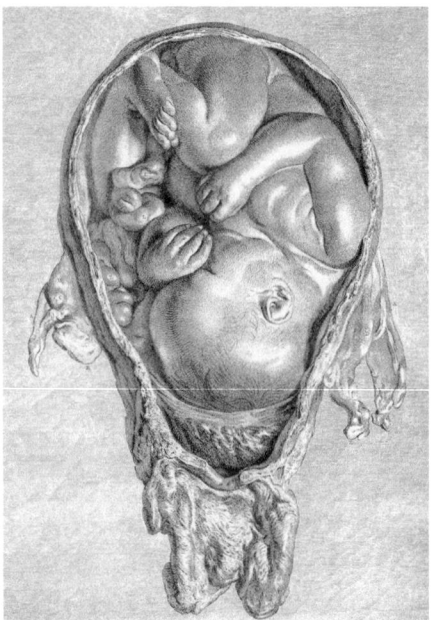

Abb. 4: Placenta praevia – die Plazenta verschließt den Geburtskanal

III Praktische Vorbereitung und Durchführung

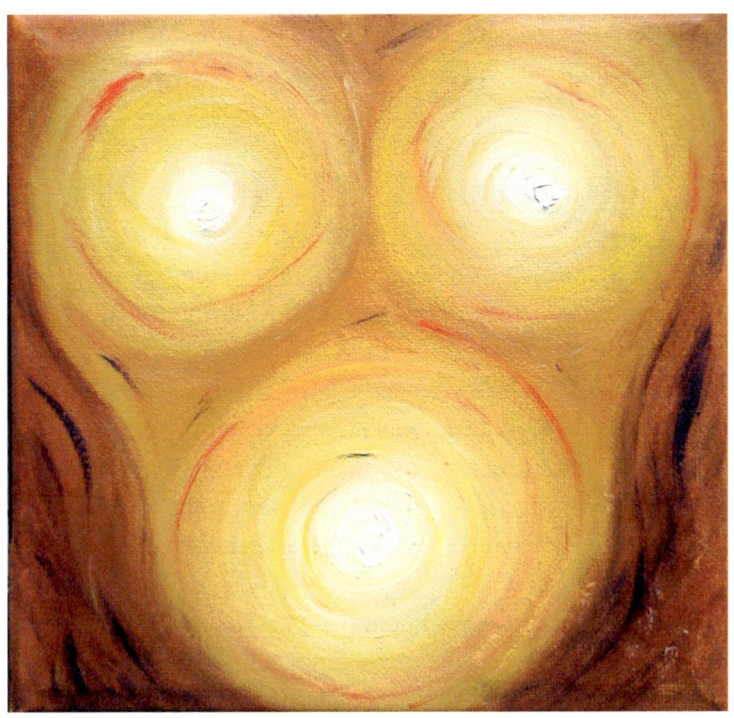

Abb. 5: Stillzeit, Öl auf Leinwand

Die Vorbereitung auf die Haus-/ Alleingeburt beginnt zu allererst im Kopf. Dabei ist die Situation bei jeder Frau unterschiedlich: Es gibt Frauen, die sich für eine Haus- resp. Alleingeburt entscheiden, sich eine Hebamme suchen und ihr Kind zuhause gebären, ohne sich auf einen eigentlichen Entscheidungsprozess einzulassen. Für sie ist der Fall einfach klar. Oft ist jedoch die Entscheidung bereits ein wesentlicher Teil der Vorbereitungsarbeit, in die unter Umständen auch das nähere Umfeld der Schwangeren miteinbezogen werden kann.

1.   Die Hebamme

Bei einer Hausgeburt beginnt die Vorbereitung meistens mit der Suche nach einer Hebamme. Die Anforderungen an eine Hausgeburtshebamme sind hoch: Sie sollte fachlich kompetent, zuverlässig, selbstbewusst, einfühlsam, geduldig, psychologisch zumindest erfahren, lösungsorientiert und zeitlich flexibel sein und gut kommunizieren können. Neben diesen „berufsspezifischen" Merkmalen sollte im Idealfall auch noch die Chemie zwischen der Schwangeren und ihr stimmen.

Es ist ein großes Glück, eine solche Hebamme zu finden. Es gibt zwar im deutschsprachigen Raum genügend Hebammen, aber nur wenige betreuen Hausgeburten. Das liegt einerseits am Gegenwind, den die Hausgeburtshebammen von vielen Ärzten und Spitälern erfahren und der viele - vor allem junge - Hebammen davon abhält, selbständig tätig zu werden. Andererseits ist es wohl die Verfügbarkeit, die mit dem Beruf der Hausgeburtshebamme untrennbar verbunden ist und viele Hebammen abschreckt: Während bis zu sechs

Wochen rund um den errechneten Geburtstermin ist eine Hebamme pro Schwangere maximal „auf piket", dh. sie muss ab der vollendeten 37. Schwangerschaftswoche Tag und Nacht für die Schwangere erreichbar sein. Schon nur bei zehn schwangeren Frauen pro Jahr kann das eine ununterbrochene Verfügbarkeit bedeuten, solange die Hebamme alleine arbeitet und keine Stellvertretung hat. Gemeinsame Zeit für den Partner oder mit Freunden ist zwar grundsätzlich vorhanden, lässt sich aber nur schwer zuverlässig planen. Besonders wenn nach mehrjähriger Tätigkeit durch gemeinsam erlebte Geburten Beziehungen zu Frauen entstanden sind, die ihr zweites, drittes oder viertes Kind erwarten, kann sogar die Ferienplanung erschwert werden, weil man diesen Frauen auch weiterhin eine Hausgeburt ermöglichen möchte. So erstaunt es nicht, dass in der Schweiz nicht in allen Kantonen Hausgeburtshebammen praktizieren - leider. Auch in Deutschland und Österreich dürfte das Angebot wohl nicht flächendeckend sein. Es lohnt sich aber auf jeden Fall, sich frühzeitig auf die Suche nach einer Hebamme zu machen. Auf folgenden Websites sind die Hebammen der jeweiligen Länder aufgelistet:

Schweiz: www.hebamme.ch
Österreich: www.hebammen.at
Deutschland: www.hebammensuche.de

Wenn sich die Suche nach einer geeigneten Hausgeburts- hebamme als schwierig oder unmöglich erweist, ist der Weg in ein Geburtshaus und die Schwangerschaftsbetreuung durch die Beleghebammen eine gute Lösung.

Immer wieder und leider immer häufiger kommt es aber auch vor, dass keine Hebamme in nützlicher Entfernung

Hausgeburten betreut oder die Chemie zwischen Hebamme und Frau nicht stimmt. Dann steht die Schwangere vor einem großen Dilemma: Doch ins Geburtshaus oder sogar ins Krankenhaus? Oder Alleingeburt?

Einige Frauen, die alleine gebären möchten, suchen sich für die Vor- und Nachsorge eine Hebamme, mit der sie die Alleingeburt besprechen und auch vereinbaren, dass die Hebamme im Notfall zur Geburt hinzugezogen werden kann. Andere Frauen verzichten vollständig auf die Begleitung durch eine Hebamme und verlassen sich auf ihr Gefühl.

2.   Vorsorgeuntersuchungen

Vielleicht fragst du dich, warum ich die Vorsorgeuntersuchungen separat erwähne. Die Vorsorgeuntersuchungen werden von den Krankenkassen bezahlt und von allen GynäkologInnen empfohlen. Viele Frauen machen sich daher keine Gedanken um die Notwendigkeit. Wenn du dich bis hierher durchgelesen hast, wirst du inzwischen vermuten, dass es sich dennoch - oder gerade deshalb - lohnt, die Vorsorgeroutine zu hinterfragen.

Die Geschichte der Vorsorgeuntersuchungen ist kurz - während Jahrtausenden lebten Frauen ihre Schwangerschaft, ohne auch nur einmal einen Arzt konsultiert zu haben. Sie fühlten sich in aller Regel nicht krank, sondern verstanden ihre Schwangerschaft als Ausdruck höchster Gesundheit. So sollte es im Übrigen auch heute sein, wenn man an die zahlreichen Versuche denkt, eine Schwangerschaft künstlich herzustellen, weil es auf natürlichem Weg nicht klappt. Wer also schwanger ist, ist kerngesund und sollte vor allem eins tun: Sich darüber freuen und alles unternehmen, um gesund zu bleiben. Regelmäßige Arztbesuche gehören gewöhnlich nicht zu den Beschäftigungen gesunder Menschen. Dass sie dennoch zu einer „normalen" Schwangerschaft nach heutigem Verständnis gehören, haben wir der modernen Pränataldiagnostik zu verdanken. Mit der Entwicklung von Ultraschall, Fruchtwasserpunktion und weiteren diagnostischen Methoden wurden Schwangere als neue Kundschaft in Arztpraxen erkannt und benötigt - die Instrumente sind teuer und müssen amortisiert werden. Spätestens nachdem die Krankenkassen die Untersuchungen in die Grundversicherung aufgenommen haben, werden sie von allen Gynäkologen empfohlen und von der großen Mehrheit der Frauen in Anspruch genommen.

Was wird nun aber genau untersucht? Mittels **Ultraschall** (*Sonografie*) wird in den Bauch der Schwangeren geschaut. Unterschieden werden eine vaginale Untersuchung, bei welcher der Ultraschallgeber in die Vagina eingeführt wird, von einer Untersuchung durch die Bauchdecke der Frau. Der Geber schickt Ultraschallwellen durch die Bauchdecke und stellt die gesammelten Daten in Echtzeit in der Regel zweidimensional auf einem Bildschirm dar. Gesehen werden können Plazenta, Nabelschnur, Organe, Kopf und Gliedmaßen des Babys. Diagnostisch können die Lage der Plazenta, Position sowie Größe und Gewicht des Kindes, Größe und Funktionsfähigkeit der Organe ermittelt werden. In der Schweiz werden routinemäßig zwei Ultraschalluntersuchungen durchgeführt, je eine in der 12.-14. Schwangerschaftswoche sowie in der 22.-24. Woche.

Mit der **Fruchtwasserpunktion**, der sog. *Amniozentese*, können Erbkrankheiten sowie sogenannte „Behinderungen", dh. Fehlentwicklungen festgestellt werden. Dazu werden mittels einer Nadel durch die Bauchdecke der Schwangeren etwa 10 bis 20 ml Fruchtwasser entnommen, in dem sich Zellen des Fruchtwassersacks und kindliche Zellen befinden. Die Fruchtwasserprobe wird anschließend in einem Labor untersucht. Dort werden die Zellen, die sich in der Probe befinden, weiter gezüchtet und vermehrt. Diese Zellen sind abgestoßene Zellen der Haut, des Magen-Darm-Trakts und der Nieren des Kindes. Sie werden einer DNA- und Chromosomenanalyse unterzogen. Mit der Untersuchung verbundene Risiken sind Fruchtwasserverlust, Verletzung von Gebärmutter, Plazenta oder des Ungeborenen, Infektionen bis hin zur Fehlgeburt.[38]

Mit der **Blutuntersuchung**, die in regelmäßigen Abständen durchgeführt wird, wird vor allem der Hämoglobinwert, umgangssprachlich der „Eisenwert" des Blutes bestimmt. Er gibt Auskunft über die Menge roter Blutkörperchen, die sich im Körper der Schwangeren befinden. Es ist vollkommen natürlich, dass der Hämoglobinwert während der Schwangerschaft sinkt, da der Körper (auch im Blut) mehr Wasser anreichert und das Blut dadurch „dünner" wird. Aussagekräftiger ist der Ferritin-Wert. Er gibt Auskunft über den Eisenspeicher. Ist dieser Wert tief, sind zusätzliche Eisengaben über natürliche Mittel, z.B. Floradix (Kräuterblutsaft) nötig.[39]

Eine **Urinprobe** wird bei jeder Untersuchung genommen. Dabei wird geprüft, ob sich Eiweiß im Urin befindet. Der Eiweißgehalt kann mittels eines Teststreifens oder auch von Auge durchgeführt werden. Eine erhöhte Eiweißkonzentration im Urin kann auf eine Fehlfunktion der Nieren oder ein

---

[38] http://www.wikipedia.org/wiki/Amniozentese.
[39] vgl. Graf (2013), S. 127ff.

Harnwegsinfektion hinweisen, die allenfalls medikamentös behandelt werden kann. In Kombination mit erhöhtem Blutdruck kann Eiweiß im Urin einen Hinweis auf eine Schwangerschaftsvergiftung, die sogenannte Präeklampsie sein. Sie stellt eine seltene, aber lebensbedrohliche Störung der Schwangerschaft dar und muss behandelt werden.

Viele Gynäkologen führen eine Analyse der Vaginalschleimhaut durch, um eine **B-Streptokokkeninfektion** ausschließen zu können. Es handelt sich dabei um eine bakterielle Infektion, die bei zahlreichen Frauen vorkommt, ohne dass sie davon wüssten oder gar davon beeinträchtigt wären. Für das Baby stellen Streptokokken ein Risiko dar, das bis hin zur Hirnhautentzündung führen kann. Das Ansteckungsrisiko ist aber gering und kann nur während der Geburt erfolgen: Das Baby müsste sich im kurzen Moment des Kopfdurchtritts infizieren, indem Streptokokken über den Mund ins Kind gelangen. Etwas größer ist die Ansteckungsgefahr bei einem vorzeitigen Blasensprung, wenn die Geburt nicht innerhalb von 18 Stunden erfolgt. Dann können die Streptokokken über den nun offenen Geburtskanal zum Ungeborenen gelangen. Um diese Ansteckungsrisiken auszuschalten, wird infizierten Frauen ein Antibiotikum verabreicht und dies oftmals bereits sehr früh in der Schwangerschaft. Die Wirkstoffe des Antibiotikums gelangen aber, wie alle Wirkstoffe, unvermittelt über die Nabelschnur zum Baby und beeinflusst die Entwicklung des Ungeborenen latent negativ. Daher sollen Antibiotikagaben wenn immer möglich vermieden werden. Die frühen Gaben gegen Streptokokken sind ärgerlich und überflüssig, da sich die Frau selbst nach einer erfolgreichen Behandlung in der frühen Schwangerschaft später erneut anstecken kann. Wenn eine Infektion in der frühen Schwangerschaft diagnostiziert wurde, kann durchaus bis zur 36. SSW zugewartet werden. Eine möglich Strategie ist dann eine erneute Schleimhautanalyse. Falls sie wieder positiv ausfallen sollte, kann Antibiotikum für den Fall eines vorzeitigen Blasensprungs besorgt werden. Dieses kann eingenommen werden, wenn nach der geplatzten Fruchtblase die Geburt nicht innerhalb von etwa 18 Stunden abgeschlossen ist. Die Wirkstoffe gelangen dann zum Ungeborenen und schützen es auf diesem Weg gegen eine Infektion. Empfohlen wird auch immer wieder, auf prophylaktische Antibiotika-Gaben komplett zu verzichten und stattdessen erst zu reagieren, wenn das Neugeborene Anzeichen einer Infektion aufweist. Dann allerdings muss das Baby in einer Kinderklinik behandelt werden. Welche Belastung für das Kind größer ist - das Antibiotikum über die Nabelschnur während der Geburt oder eine Trennung von der Mutter mit ärztlicher Rundumbetreuung nach der Geburt - müssen alle Eltern nach ihrem Gefühl entscheiden. Auch hier gilt, wie überall, die Lösung einer Herausforderung auf die konkrete Situation hin abzustimmen.

Weitere Untersuchungen wie Messen von Gewicht und Bauchumfang gehören bei vielen Ärzten ebenfalls zur Routine. Sie geben keine Auskunft über Größe oder Gewicht des Babys. Ebenfalls zur Routine gehört das Abhören der Herztöne des Ungeborenen. Diese Untersuchung kann mittels elektrischen Geräten oder ganz klassisch mit einem Hörrohr durchgeführt werden. Die Frequenz des Herzschlages ist beim Ungeborenen viel höher (rund 140 x pro Minute) als bei der Mutter (60-80x).

Welche Untersuchungen werden bei einer geplanten Hausgeburt durchgeführt? Das hängt davon ab, ob die

Schwangere die Untersuchungen bereits durch ihre Hebamme oder noch durch ihre Gynäkologin durchführen lässt. Im Idealfall besteht der Kontakt zur Hebamme bereits zu Beginn der Schwangerschaft und die Untersuchungen werden von ihr vorgenommen. So ist die Hebamme von Beginn an in die Schwangerschaft involviert und es ist genügend Zeit, sich gegenseitig kennenzulernen und Vertrauen aufzubauen. Ängste, Unsicherheiten, Fragen rund um Schwangerschaft und Geburt, aber auch zum Wochenbett und danach können besprochen werden. Die Hebamme wird regelmäßig Urinkontrollen durchführen sowie die Herztöne abhören. Eine Blutuntersuchung wird oftmals zu Beginn und gegen Ende der Schwangerschaft gemacht. Die meisten Hausgeburtshebammen bestehen auf einem Ultraschall um Eileiterschwangerschaft und Mehrlingsschwangerschaft ausschließen zu können. Im Zentrum der Vorsorgeuntersuchungen steht bei der Hebamme immer die Frau mit ihren Fragen, Gedanken und Gefühlen. Idealerweise sind die Vorsorgetermine bei der Hausgeburtshebamme keine Pflichtübungen sondern Treffen mit einer guten Bekannten, auf die man sich freut. Sie schürt keine Ängste durch fragwürdige Untersuchungen, sondern sie nimmt die Schwangere mit ihren persönlichen Anliegen, Ängsten und Gedanken wahr und ernst, hört zu und schenkt Zuversicht. Besonders wertvoll ist es, wenn die Hebamme die Flexibilität besitzt, die Schwangere zuhause besuchen zu können. So erhält sie einen Einblick in die Lebensrealität der Schwangeren, lernt deren Umfeld, oftmals deren Familie und nicht zuletzt den geplanten Geburtsort kennen.

Schwangerschaftsbegleitung durch die Hebamme schließt den gezielten Besuch bei der Gynäkologin nicht aus. Es können Situationen auftreten, die einen Ultraschall oder eine weitergehende diagnostische Maßnahme erfordern, als die Hebamme bieten kann. In solchen Fällen kann ein Vorsorgetermin durch den Besuch bei der Gynäkologin ersetzt oder auch ergänzt werden. Umgekehrt schließt eine geplante Geburt in einem Krankenhaus die Schwangerschaftsbetreuung durch eine Hebamme nicht aus. Es gibt zahlreiche Hebammen, die Vorsorgeuntersuchungen anbieten, ohne Hausgeburten zu betreuen. Schwangerschaftsbetreuung durch eine Hebamme kombiniert mit einer Geburt in einem Krankenhaus ist eine gute Lösung für Frauen, welche sich aus irgendwelchen Gründen gegen eine Hausgeburt entscheiden, aber dennoch eine möglichst natürliche, gesundheitsorientierte Schwangerschaftsbegleitung mit der entsprechenden Wahrnehmung der Eigenverantwortung wünschen. Die Krankenkasse bezahlt die Vorsorgeuntersuchungen sowohl bei der Hebamme als auch bei der Gynäkologin.

Bei einer geplanten Alleingeburt können die Vorsorgeuntersuchungen durch eine Gynäkologin oder eine Hebamme vorgenommen werden oder die Frau führt sie teilweise selbst durch. Ich habe bei meiner Alleingeburt Urin- und Blutdruck selbst kontrolliert, um eine Schwangerschaftsvergiftung rechtzeitig erkennen zu können. Auch ist es hilfreich, die Lage des Babys zu kennen, damit man bei der Geburt weiß, womit man als erstes rechnen muss – mit dem Kopf oder den Füßen – und damit man genügend Zeit hat, ein quer liegendes Baby mittels Übungen zu überreden, in eine geburtsfähige Position zu wechseln. Denn eine Querlage kann nicht spontan geboren werden. Die meisten Frauen spüren in den letzten Wochen vor der Geburt, wie ihr Baby liegt, und oft kann man auch die Lage der Plazenta vermuten: Dort, wo keine oder die wenigsten Kindsbewegungen spürbar sind, liegt die Plazenta. Die stärksten Stöße verspürt man durch die Füße, sanftere durch Arme und Hände. Wird man folglich häufig in die Blase getreten, nimmt das Baby mit großer Wahrscheinlichkeit eine Steißlage ein, bei Tritten in die Rippen kann man von einer Kopflage ausgehen. Gegen Ende der Schwangerschaft lässt sich der Kopf in aller Regel auch deutlich tasten.

Vielleicht fragst du dich, ob man auch eine Steißlage alleine gebären kann. Grundsätzlich kann man seinem Kind vertrauen, dass es so, wie es liegt, den Weg durch den Geburtskanal schaffen wird. Wichtig bei einer Steißlage ist eine aufrechte Geburtsposition, bei der die Schwerkraft mithelfen kann. „...das Baby faltet Arme und Beine so an seinem Körper, dass es den Geburtsweg optimal passieren kann."[40] Ist der Körper geboren, reicht es aus, ihn zu stützen und auf die Geburt des Kopfes zu warten. Die große Angst bei Steißlagen ist, dass der Kopf die Nabelschnur abklemmt und das Kind gefährden könnte. Viel größer als dieses Risiko erscheinen aber die oftmals hastig und grob vorgenommenen Versuche, den Kopf aus dem Becken zu zerren. Es scheint für Mutter und Kind sicherer zu sein, beiden Zeit zu geben, um die Geburt in ihrem eigenen Tempo geschehen zu lassen.

Solange man sich gesund fühlt, sein Baby spürt und auf ausgewogene Ernährung, viel Bewegung und frische Luft achtet und einen weitgehend stressfreien Lebensstil führt, kann man durchaus auf die Vorsorgeuntersuchungen verzichten.

---

[40] Schmid (2014), Kap. Geburt praktisch.

3.   Vitamin D, Vitamin K und Impfungen

Während der Schwangerschaft behalten viele Frauen ihren Lebensstil bei, sie gehen wie gewohnt ihrer Arbeit nach, treffen sich mit Bekannten, machen Ausflüge mit dem Partner. Die Schwangerschaft - da es sich ja eben um *keine* Krankheit handelt - lässt sich bei vielen Frauen in ihren Alltag integrieren, ohne sich übermäßig bemerkbar zu machen, zumindest in den ersten 6-7 Monaten. Zahlreiche Frauen besuchen vor der ersten Geburt einen Geburtsvorbereitungskurs, der von Krankenhäusern, Geburtshäusern wie freischaffenden Hebammen angeboten und von den Krankenkassen bezahlt wird. In diesen Kursen wird Wissen vermittelt, was bei der Geburt biologisch gesehen geschehen wird, es werden Entspannungsübungen trainiert und vor allem dienen sie als Plattform, um andere Schwangere kennenzulernen. Aus Studien geht hervor, dass Frauen, die eine Krankenhausgeburt planen, sich oftmals nur mittels dieser Kurse auf die Geburt vorbereiten.

Hausgeburtsfrauen sind demgegenüber wesentlich besser informiert, da sie die Verantwortung für die Geburt selbst übernehmen. Die Gespräche mit der Hebamme behandeln ein großes Spektrum an Themen, die teils von der Schwangeren angeschnitten, teils von der Hebamme aufgeworfen werden. Viele dieser Themen gehen weit über die Geburt hinaus und behandeln das Wochenbett, die Organisation der Familie sowie wichtige Fragen im Umgang mit dem Neugeborenen. Hausgeburtseltern sind ab dem ersten Atemzug für ihr Baby verantwortlich, bekommen alles mit und übernehmen vom ersten gemeinsamen Moment an - mit Unterstützung ihrer Hebamme und in ihren eigenen vier Wänden - die Betreuung ihres Kindes. Im Krankenhaus sind es oft verschiedene

Hebammen, die das Kind in den ersten Tagen betreuen, es wickeln, waschen, anziehen. Spitaleltern müssen sich in ihrem eigenen Zuhause mit dem Baby erst zurechtfinden, und nicht wenige junge Eltern sind mit dem plötzlichen Alleinsein nach der Rundum-Betreuung im Spital überfordert. Viele sind als Paar ins Krankenhaus gefahren und kommen als Eltern zurück.

DIE VORBEREITUNG AUF DIE ELTERNSCHAFT KOMMT ZU KURZ, WENN SICH DIE SCHWANGERSCHAFTSBEGLEITUNG NUR AUF DIE ENTWICKLUNG DES UNGEBORENEN BESCHRÄNKT.

Kaum ist das Baby dann da, werden von den Eltern Entscheidungen erwartet, die sie nicht selbstbestimmt treffen können, weil sie nicht darauf vorbereitet wurden. Da die Krankenhäuser mit diesem Informationsmanko vieler Eltern vertraut sind, haben sie Standardantworten auf die anfallenden Fragen parat, die den überforderten Eltern angeboten und von denen dann auch oft ohne zu hinterfragen angenommen werden.

Zu den wesentlichen Fragen, zu denen sich alle Eltern nach der Geburt ihres Kindes äußern müssen, gehören *Vitamin K- und D- Gaben sowie Impfungen*. Im Folgenden werde ich diese Maßnahmen erläutern, ohne eine Entscheidungsempfehlung abzugeben. Stattdessen empfehle ich allen werdenden Eltern, sich mit einer guten Hebamme zu beraten und sachliche Literatur zu den betreffenden Themen zu lesen, um sich eine eigene Meinung machen zu können. Denn darauf kommt es an: Informiert zu sein, um eine eigene Entscheidung treffen zu können, ohne sich von außen unter Druck setzen und manipulieren zu lassen.

Vitamin K ist für die Blutgerinnung verantwortlich: Sobald eine Verletzung stattfindet, sorgt es dafür, dass das Blut gerinnt und die Blutung dadurch gestoppt wird. Der Körper nimmt Vitamin K aus der Nahrung auf (vor allem aus Blauschimmelkäse und Gemüse wie Kohl und Broccoli) und speichert es in der Leber. Ganz selten treten während des ersten Lebenshalbjahres Vitamin-K-Mangel-Blutungen auf, 80% davon bis zum siebten Lebenstag. Die Ursachen dafür sind bis heute ungeklärt. Um dieser Blutung vorzubeugen, wird allen Neugeborenen im Krankenhaus routinemäßig unmittelbar nach der Geburt Vitamin K verabreicht, entweder in Tropfenform mit mehrmaliger Wiederholung oder als einmalige Injektion. NUR: ein Vitamin-K-Mangel kommt bei 3 von 100'000 Kindern vor! 99'997 Kinder werden unnötigerweise mit Vitamin K belastet. Dass es sich bei den Gaben um eine Belastung handelt, lässt sich aus Tierversuchen schließen: Bei Mäusen, welche mit Vitamin K behandelt wurden, wurde die Krebsentwicklung begünstigt. „Für die [...] Vitamin K-Injektion sogleich nach der Geburt wurde auf statistischem Weg eine Steigerung des Vorkommens von Krebs auch bei Kindern herausgefunden."[41] Ein Grund dafür könnte die bis zu 1'000-fache Überdosierung sein, die das Baby mit der Injektion erhält. Es gibt Möglichkeiten, das Risiko einer Vitamin K-Mangel-Blutung auf natürlichem Weg auf ein absolutes Minimum zu reduzieren:

- absoluter Verzicht auf Medikamente und Drogen während der Schwangerschaft, da die Schadstoffbelastung die Aufnahme von Vitamin K beeinträchtigt.
- eine stressfreie Geburt ohne Gewaltanwendung

---

[41] Graf (2013), S. 164.

(Kaiserschnitt, Vakuum oder Zange) mit sanftem Übergang in die neue Welt.

- sofortiges Stillen nach der Geburt, da die Vormilch am meisten Vitamin K beinhaltet.

Bei einem Kind, welches die obengenannte Behandlung erfahren durfte, kann ein Verzicht auf Vitamin-K-Gaben in Erwägung gezogen werden.[42]

Neben Vitamin K wird auch immer wieder **Vitamin D** verordnet. „Vitamin D bewirkt die Aufnahme von Kalzium und Phosphor aus dem Darm und den Einbau in die Knochen und Zähne [...]"[43] Ein Mangel an Vitamin D führt zu mangelnder Mineralisation und Verkrümmung von Knochen. Anders als bei allen anderen lebensnotwendigen Vitaminen kann der Körper Vitamin D jedoch selbst herstellen. Der größte Rohstofflieferant ist das Sonnenlicht. Über die Haut bewirkt das UV-Licht der Sonne die Bildung von Vitamin D. Dazu müssen der Körper oder Teile davon nicht der Sonne direkt ausgesetzt werden, es reicht auch die indirekte Bestrahlung. Während die ausreichende Versorgung mit Sonnenlicht im Sommer problemlos gewährleistet ist, bedarf es im Winter schon mehr Disziplin: Je nach geographischer Breite ist das UV-Licht unterschiedlich intensiv, sodass z.B. für die geographische Breite von Madrid 10min Sommersonne 1h Winterlicht entspricht. Wenn es aber nicht möglich sein sollte, mit dem Baby mindestens 1h im Winter draußen zu verbringen, so reicht es auch, das Baby draußen schlafen zu lassen, damit es mit

---

[42] vgl. Graf (2011), S. 166.
[43] Graf (2011), S. 199.

genügend Vitamin D versorgt wird. Zusätzliche Gaben künstlichen Vitamin D's sind dann überflüssig.[44]

Nicht so einfach wie die Frage nach Vitamin D stellt sich die **Impfthematik** dar. Hier bekämpfen sich Impfbefürworter und Impfgegner vehement. Die *Impfbefürworter* führen hartnäckig die Ausrottung verschiedener lebensbedrohlicher Krankheiten durch die Einführung von Impfungen ins Feld, während die *Impfgegner* damit argumentieren, dass die langfristigen Konsequenzen von Impfungen noch gar nicht in ihrem vollen Ausmaß abgeschätzt werden können. Ja, es gebe weniger lebensbedrohliche Krankheiten, die aber nicht allein auf die Einführung von flächendeckenden Impfungen zurückzuführen seien, sondern auch auf die Verbreitung von Hygiene, besseren Lebensbedingungen und gesünderer Ernährung. Demgegenüber seien wir heute mit zahlreichen unheilbaren Krankheiten konfrontiert, bei denen wir die Ursache nicht kennen würden und die durchaus auch den Impfungen zugeschrieben werden könnten wie bspw. Allergien oder Autoimmunkrankheiten.

Die *Impfkritiker* nehmen eine Position dazwischen ein und plädieren für eine individuelle, persönlichkeitsabhängige und situationsbezogene Impfentscheidung. Für die meisten Schulmediziner - und somit für die meisten Spitäler - sind folgende Impfungen selbstverständlich und werden ohne Intervention der Eltern den Neugeborenen bereits wenige Tage nach der Geburt als Sechsfachimpfung verabreicht: Masern, Mumps, Röteln, Tetanus, Polio, Diphterie. Später kommen weitere Impfungen hinzu wie Hepatitis A und B, Windpocken, FSME (Zeckenimpfung), Tuberkulose oder Keuchhus-

---

[44] vgl. Graf (2011), S. 199.

ten bis hin zu den modernen Grippeimpfungen. Die Krankenkassen bezahlen alle Impfungen. Dass Impfungen von öffentlichen Institutionen wie Krankenhäusern und den darin praktizierenden Ärzten nicht in Frage gestellt werden, hängt im Wesentlichen von zwei Faktoren ab: dem Zeitmangel, sich selbst über die Thematik umfassend zu informieren, und der Abhängigkeit der Mediziner von der Pharmaindustrie. Die Impfstoffhersteller finanzieren Weiterbildungen für Ärzte, oftmals fließen Gelder auch direkt zu Entscheidungsträgern. Das senkt den Anreiz für die Ärzte beträchtlich, sich skeptisch mit dem Thema Impfen auseinanderzusetzen. Entsprechend mager fällt in den Arztpraxen die Beratung aus. Für verantwortungsbewusste Eltern bleibt so in der Regel nur die Möglichkeit, sich über die inzwischen erfreulicherweise vielfältige Fachliteratur eine eigene Meinung zu bilden.[45]

Unabhängig davon, ob man Impfungen befürwortet oder ablehnt, gibt es Tatsachen, die nicht widerlegt werden können und die alle Eltern in ihre Impfentscheidung miteinbeziehen sollten:

1. Impfungen sind Körperverletzungen.

2. Bei einer Impfung werden gefährliche Krankheitserreger oder Teile davon direkt in die Blutbahn injiziert. Damit werden die Abwehrbarrieren Haut und Schleimhaut übergangen, ebenso die Atemwege, das Lymphgewebe sowie der Verdauungskanal. Krankheitserreger, die auf natürlichem Weg in den Körper gelangen, müssen erst diese Abwehrbarrieren über-

---

[45] vgl. Hirte (2012), S. 20ff.

winden, um die Krankheit im Körper auslösen zu können.

3. Bis heute ist es nicht möglich, Impfstoffe ohne Zusatzstoffe (Konservierungsmittel usw.) herzustellen. Ein heute weit verbreiteter Zusatzstoff ist Aluminium. Aluminium überwindet die Blut-Hirn-Schranke und lagert sich im Nervengewebe an. Als neurotoxischer Stoff kann es Nervenwachstumsfaktoren blockieren, das Erbgut von Nervenzellen stören und die Entwicklung von Nervenverbindungen hemmen. Es kann Autoimmunkrankheiten wie Rheuma oder multiple Sklerose sowie Allergien auslösen.[46]

4. Das Kind ist im 1. Lebensjahr am unreifsten und am verletzlichsten. Sein Nervensystem ist noch lange nicht ausgebildet. Krankheitserreger, die als Impfung injiziert werden, gelangen direkt ins unreife Nervensystem und können es irreparabel schädigen. Wie diese Krankheitserreger in unserem Nervensystem langfristig wirken, kann bis heute wissenschaftlich nicht verfolgt werden.[47]

Ich plädiere dafür, sich umfassend über das Thema Impfungen zu informieren und dabei sowohl die Argumentation der Befürworter als auch der Gegner und Kritiker zu betrachten. Erst danach ist man in der Lage, eine persönlichkeitsorientierte, individuelle und situationsabhängige Entscheidung zu treffen. Wesentlich ist, dass auch der Vater des Kindes, so-

---

[46] vgl. Hirte (2012), S. 50ff.
[47] vgl. Graf (2011), S. 94f.

fern er sich an der Betreuung des Kindes beteiligt, in den Entscheidungsprozess miteinbezogen wird, damit beide Elternteile in dieser wichtigen Frage am selben Strick ziehen. Es gibt keine eindeutige Empfehlung, keine unumstößliche Entscheidung. Wichtig ist, dass man aufmerksam bleibt, seine Entscheidung immer wieder hinterfragt, wenn sich die Situation verändert und sich immer wieder aufs Neue entscheidet. Dieser laufende Prozess ist anstrengend, und alleine die Auseinandersetzung mit der komplexen und teilweise widersprüchlichen Thematik erfordert Ausdauer und Beharrlichkeit. Wenn man sich dann auch noch gegen Impfungen entscheidet, braucht man eine gehörige Portion Entschlossenheit und Durchsetzungsvermögen, denn der Gegenwind ist rau...

4.   Praktische Geburtsvorbereitung

Eine Hausgeburt kann ab dem 1. Tag der 38. Schwangerschaftswoche durchgeführt werden. Diese Regelung wurde eingeführt, weil eine Geburt vor Vollendung der 37. Schwangerschaftswoche als Frühgeburt gilt. Frühgeburten unterliegen gemäß Definition einem erhöhtem Risiko und müssen daher in einem Krankenhaus erfolgen. Für jede Hausgeburtsmutter kann dieser „Stichtag", der 1. Tag der 38. SSW, eine Belastung darstellen, da der Termin unbedingt erreicht werden muss, um zuhause gebären zu können. Dabei ist die gesamte Rechnerei während der Schwangerschaft nicht frei von einer gewissen Willkür. Es gibt wohl nur wenige Frauen, die genau wissen, an welchem Datum sie schwanger geworden sind. Für alle anderen gilt der erste Tag der letzten

Menstruation als Ausgangspunkt aller Berechnung - unabhängig von der Dauer der tatsächlichen Zykluslänge. Bei den wenigsten Frauen beträgt der monatliche Zyklus exakt 28 Tage, und so liegt der Eisprung und damit der Zeitpunkt einer möglichen Befruchtung mit großer Wahrscheinlichkeit nicht 14 Tage nach Beginn der letzten Periode. So verschiebt sich aber auch der zu erwartende Zeitpunkt der Geburt und stimmt nicht mehr mit dem errechneten überein. Auch die mittels Ultraschall angestellten Berechnungen des Geburtstermins sind nicht aussagekräftiger, da sie sich immer nur auf eine Momentaufnahme der fetalen Entwicklung beziehen. Hinzu kommt die Tatsache, dass nicht jedes Kind genau neun Monate benötigt, um geburtsreif zu werden. Die ganze Rechnerei zur möglichst genauen Vorhersage des Geburtstermins ist für viele Frauen eher eine Geißel und bringt ihnen keinen großen Nutzen. Für Schwangere, die ihr Kind zuhause gebären möchten, kann der errechnete Geburtstermin sogar verheerend sein, wenn sich das Baby nicht daran hält und vor Abschluss der 37. SSW zur Welt kommen möchte. Klar, wenn der Geburtszeitpunkt um mehrere Tage oder sogar Wochen vor dem erwarteten Termin liegt, muss mit einer echten Frühgeburt gerechnet werden und die Geburt findet dann tatsächlich besser in einem Krankenhaus statt. Handelt es sich aber um 3-5 Tage, so ist jeder Schwangeren eine Hebamme mit gesundem Menschenverstand und genügend Vertrauen zu wünschen, die sich nicht von ungenauen Berechnungen verängstigen und von ihrer Arbeit abhalten lässt. Für die Schwangere selbst gibt es eine einfache Möglichkeit, den Termindruck zu schärfen: sie kann das genannte Datum des Beginns ihrer letzten Periode um einige Tage vorverschieben. So kann sie dem Stichtag gelassener entgegenblicken. Sollte sich das Baby mehr Zeit lassen als errechnet, ist das in der Regel weniger belastend. Die Zusammenarbeit mit der Hebamme ist in der Zeit um die Geburt herum eng. Sie wird regelmäßig überprüfen lassen, dass es dem Baby im Bauch noch gut geht und die werdende Mutter darin unterstützen, in Ruhe den Geburtsbeginn abzuwarten.

4.1 Utensilienliste

Durch die 37-Wochen-Regelung beginnt die praktische Geburtsvorbereitung spätestens um die 36. Schwangerschaftswoche. Sollte eine mobile Geburtswanne gewünscht werden, lohnt es sich, diese rechtzeitig zu reservieren. Entsprechende Stellen, bei denen Geburtswannen für eine Wassergeburt gemietet werden können, finden sich im Internet. Je nach Vermieter muss die Wanne selbst abgeholt und zurückgebracht werden. Eine Wassergeburt ist zweifellos eine schöne Sache. Allerdings ist es je nach räumlicher Situation nicht ganz einfach, das warme Wasser in die Wanne zu befördern und dann vor allem nach Gebrauch auch wieder abzulassen. Auch benötigt eine solche Wanne viel Platz, der in den wenigsten Badezimmern vorhanden ist.

Für alle anderen - die üblichen - Geburtsvorbereitungen reicht die 36. Schwangerschaftswoche aus. Die Hebamme gibt rechtzeitig eine Liste ab, auf der alle benötigten Utensilien stehen. In der Regel sind dies:

- eine Plastikplane (aus dem Baumarkt, Malerplane), ca. 2x2m, um Boden oder Bett abzudecken;
- eine weiche Matte, z.B. Gymnastikmatte o.ä., um auf dem Boden bei Bedarf hinknien zu können (di-

cke Wolldecken gehen auch);

- 4-6 Dusch- oder Badetücher, in die das Neugeborene nach der Geburt eingewickelt werden kann;
- ein Abfalleimer mit Sack;
- starker koffeinhaltiger Kaffee für den Dammschutz;
- eine mittelgroße Schüssel;
- Fieberthermometer;
- Uhr;
- helle Lampe;
- Wärmeflasche;
- Eiswürfel mit Arnika-Essenz oder Eisbeutel;
- große Damenbinden aus 100% Baumwolle;
- Windeln fürs Baby;
- naturbelassene Baumwoll-, Woll- oder Seidengemisch-Kleidung fürs Baby, Babysöckchen, Babymützchen.

Für die Alleingeburt entscheidet die Schwangere selbst, welche Utensilien sie benötigt. Wir haben uns mit wasserdichten Unterlagen, Wochenbettbinden und -unterhosen, einem großen, roten Badetuch, Teelichtern und einer Taschenlampe eingedeckt. Zudem haben wir eine Nabelklemme und -schere besorgt. Alles andere war auf unserem kleinen Boot nicht nötig – bei fast 30 Grad Celsius Außentemperatur auch keine Babykleider.

4.2   Dammmassage

Bei der praktischen Geburtsvorbereitung geht es darum, möglichst gute Bedingungen für die Geburt zu schaffen, damit sowohl die Mutter als auch das Baby die Geburt unversehrt überstehen und positiv und stärkend in Erinnerung behalten können. Die erste konkrete geburtsvorbereitende Maßnahme sollte die **Dammmassage** sein. Der Damm trennt die Vagina vom After und muss sich während der Geburt enorm dehnen, um dem Kopf des Kindes genügend Platz zu verschaffen. Früher wurde der Damm routinemäßig geschnitten und nach der Geburt wieder genäht - ein unnötig schmerzhaftes Verfahren. Heute ist bekannt, dass der Damm durch gezielte Massage so vorbereitet werden kann, dass Dammverletzungen weitgehend vermieden werden können. Durch die regelmäßige, dh. tägliche Massage (oder jeden zweiten Tag) ab Beginn der 35. oder 36. Schwangerschaftswoche wird der Damm allmählich immer dehnfähiger, sodass er bis zur Geburt in der Lage ist, die nötige maximale Dehnung für das Durchkommen des Kopfes unverletzt zu erreichen. Für die Dammmassage gibt es spezielle ätherische Ölmischungen, die in Apotheken oder im Internet erhältlich sind. Die Massage kann mit etwas Geschick von der Schwangeren selbst durchgeführt werden. Einfacher gestaltet sie sich jedoch, wenn der Partner Hand anlegt. So kann sich die Schwangere entspannt hinlegen und sich ganz auf Atmung und Entspannung konzentrieren. Konkret wird bei der Dammmassage der Damm langsam und vorsichtig zuerst mit einem, später mit zwei, drei oder mehr Fingern in beide Richtungen gedehnt. Der Schmerz, der bei den ersten paar Massagen üblich ist, lässt mit zunehmender Praxis nach resp. setzt erst bei immer stärkerer Dehnung des Dammes ein. Wichtig ist eine langsame, behutsame Dehnung. Wird die Massage korrekt ausgeführt, ist die erste Veränderung bereits eindrücklich nach wenigen Massagen deutlich spürbar.[48]

---

[48] vgl. Stadelmann (2005), S. 171ff.

Wurden bereits mehrere Kinder geboren, ist es möglich, dass der Damm nicht mehr so fest ist wie vor den ersten Geburten. Dann kann die Massage entsprechend reduziert werden.

Ab der 37. SSW kann der Schwangerschaftstee, der während der ganzen Schwangerschaft empfohlen wird, durch reinen **Himbeerblättertee** ersetzt werden. Himbeerblättertee lockert die Beckenmuskulatur und fördert die Durchblutung des Unterleibs. Er kann wehenauslösend wirken und sollte daher nicht zu früh in großen Mengen (3-4 Tassen täglich) getrunken werden.[49]

Wenn du in einem Mietshaus wohnst und Nachbarn hast, die dich hören könnten, wenn du durch die Wehen gehst, bietet es sich - je nach Nachbarschaftsverhältnis - an, die Nachbarn über die geplante Hausgeburt zu informieren. Das kann persönlich oder auch mit einer kurzen Nachricht im Briefkasten geschehen, je nachdem, was dir lieber ist.

Nach der Erfahrung meiner Alleingeburt gehört für mich etwas vielleicht ein wenig Ungewöhnliches zu den unbedingten Vorbereitungen auf die Geburt: Das Hocken. Im achten und neunten Monat haben wir viel an unserem Schiff gearbeitet, und zahlreiche Arbeiten fanden auf dem Deck statt: Farbe abschleifen, mit Malerband abkleben, neu streichen. All diese Tätigkeiten verlangten durch den dicken Bauch eine hockende Haltung. Später habe ich gelesen, dass das regelmäßige Hocken vor der Geburt tatsächlich empfohlen wird – ich selbst habe sehr deutlich gespürt, dass sich das Becken bei jedem Hocken mehr geweitet hat und bin fest davon überzeugt, dass die Geburt unter anderem auch durch

---

[49] vgl. Stadelmann (2005), S. 170f.

das viele Hocken so reibungslos und kräfteschonend geschehen ist.

4.3 Organisation des Wochenbettes

Zur Geburtsvorbereitung gehört für mich untrennbar die Organisation des Wochenbettes. Das Wochenbett gliedert sich in Früh- und Spätwochenbett. Zum Frühwochenbett zählen die ersten zehn Tage, das Spätwochenbett dauert bis zum Ende der achten Woche nach der Geburt. Im Frühwochenbett geht es für die Mutter in erster Linie darum, sich von den Strapazen von Schwangerschaft und Geburt zu erholen und den ersten Kontakt zum Baby außerhalb des Bauches aufzunehmen.

DAS FRÜHWOCHENBETT IST HEILIG!

Es sind die einzigen Tage in der ersten Lebensphase nach der Geburt, während derer die Mutter die Möglichkeit hat, sich zu erholen. Es gibt leider zu viele Mütter, die das Gefühl haben, sich selber oder ihrer Umwelt irgendwas beweisen zu müssen und die kurz nach der Geburt bereits wieder in der Küche stehen oder am Computer sitzen, um ihren sogenannten Pflichten nachzukommen. Warum? Warum fällt es vielen Frauen so schwer, diese wenigen Tage nach der Geburt einfach verstreichen zu lassen, ohne unnatürliche Aktivität zu entwickeln? Die Mutter ist auch ohne externe Pflichten nach der Geburt genügend gefordert durch Ernähren und Pflegen des Säuglings. Es scheint, dass sich viele Frauen dabei selbst vergessen - vergessen, welch großartige, einmalige Leistung ihr Körper vollbracht hat.

Auch er hat nun eine Ruhepause verdient. Der Körper muss zu neuen Kräften gelangen, der Geist muss den Loslösungsprozess, das erste Loslassen des Kindes, in Ruhe verarbeiten können. Da gibt es weder eine Ausrede noch eine Entschuldigung, die ersten zehn Tage sind heilig! Jede Frau, die sich nicht darauf einlässt, hat die Bedeutung der Geburt nicht verstanden. Da das Frühwochenbett so enorm wichtig ist, ist es zwingend, die Zeit gut zu organisieren. Am schönsten ist es in der Regel, wenn der Partner in den ersten Wochen die Betreuung von Mutter und Kind sicherstellen kann. Dabei geht es in erster Linie ums Kochen, da sowohl für die Mutter wie auch für das gestillte Kind eine hochwertige, ausgewogene, frische und vor allem regelmäßige Kost äußerst wichtig ist. Dabei bietet es sich an, bereits einige Wochen vor der erwarteten Geburt vorzukochen: zahlreiche Gerichte lassen sich ausgezeichnet einfrieren und mit wenig Aufwand im Wochenbett aufwärmen. Frisches Gemüse kann gerüstet, blanchiert und eingefroren werden, verschiedene selbstgemachte Saucen für spätere Nudelgerichte oder ganze Gerichte wie Lasagne oder Canelloni lassen sich ausgezeichnet vorbereiten. Auf Fertiggerichte aus dem Kühlregal sollte während der ersten drei Monate wenn möglich verzichtet werden, da sie zahlreiche Gewürze und Zusatzstoffe enthalten, die das Baby mit seinem unfertigen Verdauungs- und Immunsystem nicht verarbeiten kann. Dabei gehe ich von gestillten Babys aus.

Aufräumen, Wäsche waschen und sonstiger Haushalt können während der ersten Tage nach der Geburt ruhig liegen bleiben. Viel wichtiger ist es, das neue Familienmitglied liebevoll und behutsam in die Familie aufzunehmen, sich ganz viel Zeit füreinander zu nehmen, um sich gegenseitig kennenzulernen. Falls bereits ältere Kinder da sind, lohnt es sich, Unterstützung von außen für die ersten 10 Tage für die Betreuung der älteren Kinder zu holen. Wenn es stimmig ist, wäre eine Großmutter die beste Lösung; sie ist in der Regel bereit, sich sowohl um Kinder als auch ein wenig um den Haushalt zu kümmern, sofern sie gesundheitlich dazu in der Lage ist. Allerdings sollte die Beziehung zur Großmutter spannungsfrei sein, sonst wird das Wochenbett zur Qual statt zum Genuss. In einem solchen Fall ist es besser, eine gute Freundin zu fragen oder externe professionelle Hilfe anzufordern. Je nach Versicherungsschutz wird eine solche Hilfe von der Krankenkasse bezahlt.

5.   Geburt

Die letzten Wochen vor der Geburt sind wohl für kaum eine Frau wirklich entspannt und gemütlich. Einerseits drückt der Bauch, er ist überall im Weg, laufen, atmen, schlafen - alles ist mühsam. Andererseits steigt die Spannung. Ein gewaltiges Ereignis kommt immer näher, ohne dass man ausweichen, absagen oder sonst irgendwie Einfluss nehmen könnte. Bei einer Krankenhausgeburt mögen Unsicherheit und Ängste vor all dem Fremden hinzukommen, das mit einer solchen Geburt verbunden ist. Hausgeburtsfrauen können der Geburt entspannter entgegen sehen, da sie sich in ihrem gewohnten Umfeld bewegen, alles selbst einrichten, alles selbst bestimmen können - außer eben den Geburtsbeginn...

Es gibt verschiedene „Indizien", die auf einen baldigen Geburtsbeginn schließen lassen können. Zuverlässig sind sie alle nicht, weder die leichten Wehen noch der „Schleimpfropf" noch der Nesttrieb, der bei vielen Frauen kurz vor der Geburt ausbrechen soll. Während ich diese Zeilen schreibe, warte ich auf die Geburt von Zwillingen einer befreundeten Familie. Der errechnete Termin ist in zwei Tagen, alleine das widerspricht sämtlichen Statistiken über Zwillingsschwangerschaften, wonach Zwillinge bevorzugt zu früh zur Welt kommen. Leichte Wehen sind seit einigen Tagen in Gang, aber die Geburt lässt noch immer auf sich warten. Ich selbst hatte nach vier Geburten das Gefühl, alle möglichen Geburtsbeginne bereits erlebt zu haben - von Schleimabgang über vorzeitigen Blasensprung zum einfachen Einsatz der Wehen bis hin zu einer Magen-Darm-Grippe mit Durchfall, welcher die Geburt auslöste. Trotzdem begann die fünfte Geburt wieder anders - mit einer starken Blutung. Dieser Beginn war zwar beunruhigend, unser Junge konnte aber trotzdem - nach einem Ultraschall und dank der ruhigen Zuversicht der Hebamme - zuhause geboren werden.

Wie sie auch immer starten wird, irgendwann spürt man, dass die Geburt begonnen hat. Nun heißt es, mit den konkreten Vorbereitungen zu beginnen. Der Geburtsraum sollte so hergerichtet werden, dass sich die Gebärende darin rundum wohlfühlt. Das kann durch das Anzünden einer Kerze, einer Duftlampe oder von Räucherstäbchen, durch Lieblingsmusik, durch das Prasseln eines Kaminfeuers oder Verdunkeln des Raumes erreicht werden. Es ist gut, die Hebamme über den Geburtsbeginn zu informieren, sobald man sich sicher ist, dass die Geburt begonnen hat. Ob die Hebamme dann gleich kommt, hängt von der individuellen Situation und dem Bedürfnis der Gebärenden ab. Beginnt die Geburt bspw. mit einem vorzeitigen Blasensprung ohne Wehen, kann es gut und gerne zwölf Stunden dauern, bevor die Wehen einsetzen - oder auch nur eine halbe Stunde. Die Gebärende entscheidet, wann sie es für nötig hält, dass die Hebamme kommt. Das kann bei einer Frau mit einem größeren Sicherheitsbedürfnis, bei einer Erstgebärenden oder bei großer Unsicherheit bereits viele Stunden vor dem Austritt des Kindes sein. Wenn die Frau froh ist über die Anwesenheit der Hebamme, ist es gut, sie rechtzeitig hinzu zu ziehen. Über die Kosten braucht man sich keine Gedanken zu machen, selbst wenn die Hebamme viele Stunden im Haus ist. Sie rechnet die Stunden mit der Krankenkasse ab und wird entsprechend bezahlt. Ich hatte meine Hebamme mehr als einmal für über sechs Stunden im Haus. Je nach Geburtszeit übernachtete sie auch bei uns, um die erste Untersuchung am kommenden Morgen durchzuführen.

Das Allerwichtigste während der Geburt ist, dass die Frau alles tun und lassen kann, damit sie sich wohlfühlt. Sei es ein Spaziergang, eine Massage durch den Partner - auch Fußmassage tut gut -, ein Nickerchen, ein wenig Lesen, Telefonieren. Bei vielen Frauen vergehen einige Stunden vom Einsetzten der regelmäßigen Geburtswehen bis zur Austreibung des Kindes. Häufig kursieren Behauptungen, dass die Geburt bei Erstgebärenden länger dauert als bei Mehrfachmüttern. Aus meiner Erfahrung kann ich diese These nicht stützen; meine vierte Geburt dauerte rund 18 Stunden, meine dritte dagegen nur drei, die erste zwölf, die sechste – die Alleingeburt – 2 ½ Stunden. Ja, es gibt auch die sog. Sturzgeburt, bei der das Baby innerhalb einer Stunde geboren wird. Wenngleich viele Frauen davon träumen mögen, so kommt sie selten vor. In aller Regel bleibt genügend Zeit, es sich so richtig gemütlich zu machen und die Schwangerschaft bewusst abzuschließen. Denn das ist die Geburt: der Abschluss der Schwangerschaft und gleichzeitig der Anfang des Zusammenlebens mit einem eigenständigen, wenn auch noch während vieler Jahre von uns abhängigen kleinen Menschen. Die Geburt ist eine einzigartige, magische Zeitspanne. Sie ist mehr als ein Moment; sie ist Stunden konzentrierter Arbeit, Stunden von Anspannung und Entspannung, von Loslassen, von Abschied nehmen, von Willkommen heißen. Die größte Herausforderung ist vielleicht die, dass man sich der Geburt einfach hingeben muss, ohne sie willentlich irgendwie kontrollieren oder beeinflussen zu können. Man muss sich öffnen und geschehen lassen.

Vielen Müttern graut vor den Schmerzen, die mit der Geburt verbunden sind. Objektiv gesehen nehmen die Schmerzen nur einen kleinen Teil der Zeit in Anspruch, während derer wir an der Geburt arbeiten. Die Entspannungsphasen sind viel länger als die Wehen, erst in der Austreibungsphase ganz am Schluss halten sich An- und Entspannung in etwa die Waage. Wenn wir uns dessen bewusst sind, haben wir weniger Angst und können uns besser auf den Wechsel von Anspannung und Entspannung, von Schmerz und Erholung, konzentrieren. Vor allem können wir uns eines bewusst machen: dieser Geburtsschmerz ist einzigartig, denn er ist positiv. Er ist produktiv, konstruktiv und nicht destruktiv. Er zeugt nicht von einer Zerstörung, sondern vom Leben in seiner ureigensten, vitalsten Form. Zwei Körper - ein großer und ein kleiner - arbeiten gemeinsam, um neues Leben auf die Welt zu bringen, völlig unkontrollierbar, absolut eigenständig, ganz aus sich selbst heraus. Wir können in keiner anderen Situation des Lebens Schmerzen solcher Qualität erleben.

Dennoch träumen viele Frauen von einer schmerzlosen Geburt, und offenbar gibt es Frauen, die schmerzlos entbinden. Rein biologisch gesehen sind die Schmerzen tatsächlich nicht notwendig. Das, was wir unter „Wehen" verstehen, sind Kontraktionen der Gebärmutter - sie zieht sich zusammen. Die Gebärmutter ist ein großer Muskel, und wie bei allen Muskeln ist es ihre Aufgabe, sich zusammenzuziehen. Das muss nicht schmerzen. Tatsächlich kommt der Schmerz nur dadurch zustande, dass wir uns verkrampfen, möglicherweise durch Angst vor dem Schmerz. Ist man in der Lage, seinen ganzen Körper komplett zu entspannen, so kann die Gebärmutter ihre Aufgabe ungehindert erfüllen und wird nicht durch unsere Angst blockiert. So ist eine schmerzfreie Geburt möglich. Um eine solch umfassende Entspannung zu erreichen, gibt es verschiedene Techniken, die bereits während der Schwangerschaft geübt und verinnerlicht werden müssen. Eine davon ist Hypnobirthing, dessen Wirkung darauf beruht, dass man die Entspannungsreaktion des Körpers an bestimmte Worte koppelt, die während der Geburt gezielt gesprochen werden und die eingeübte Entspannung auslösen. Die Methode ist faszinierend, verlangt aber große Disziplin während der Schwangerschaft. Vertiefte Informationen finden sich im Buch „Hypnobirthing" von Marie Mongan.[50]

Die Rolle der Hebamme während der Geburt ist eine abwartende und beobachtende. Bei einer Alleingeburt kann der

---

[50] Mongan (2010).

Partner die Rolle der Hebamme einnehmen. Sie ist anwesend, aber vorwiegend im Hintergrund, je nach Situation auch in einem anderen Zimmer. Eine erfahrene Hebamme kann den Fortschritt der Geburt an den Lautäußerungen der Gebärenden erkennen, ohne den Muttermund tasten zu müssen. Die vaginale Überprüfung des Geburtsfortschrittes sollte nur mit Zustimmung resp. auf Wunsch der Gebärenden durchgeführt werden. Als Alleingebärende kannst du selbst deinen Muttermund tasten, wenn du es für nötig hältst. Allerdings ist die Intensität der Wehen ein zuverlässiges Maß dafür, wie weit fortgeschritten die Geburt ist. Lassen sie sich gut veratmen und sind die Entspannungsphasen lang, dann befindest du dich in der Eröffnungsphase, in der sich der Gebärmutterhals verkürzt. Werden die Wehen stärker und fordern deine volle Konzentration, ist dein Muttermund dabei sich zu öffnen. Und die Pressphase kannst du sowieso nicht falsch einschätzen...

Viele Hausgeburtshebammen möchten die Herztöne des Ungeborenen während der Geburt überprüfen um sicher zu sein, dass es dem Baby gut geht. Als Frau spüre ich das auch ohne Messgerät. Das Ungeborene wird sich zwischen den Wehen bewegen und damit seine Vitalität bezeugen. Mein Partner und ich haben es beide während der Alleingeburt als Erleichterung empfunden, keine Herztöne zu hören. Denn dass sie während einer Wehe regelmäßig absinken, ist normal, kann aber dennoch verunsichern und beunruhigen. Wir haben uns auf die Bewegungen des Babys in meinem Bauch verlassen und so während der Geburt eine echte Kommunikation mit dem Baby hergestellt. Das hat zu einer hoch effektiven Wehenarbeit geführt, weshalb die Dauer der Geburt mit 2 ½ Stunden sehr kurz war. Das ist aber viel schwieriger zu realisieren, wenn die Konzentration immer wieder gestört wird durch an sich überflüssige Untersuchungen.

Wenn nötig motiviert die Hebamme, massiert auf Wunsch den schmerzenden Rücken, erinnert daran, den Atem zum Kind zu führen und strahlt im Idealfall ruhige Gelassenheit aus. Sie gibt Ratschläge wenn gewünscht oder wenn nötig, aber in erster Linie ist sie einfach da. Während der Austreibungsphase schützt sie, wenn gewünscht, den Damm mit Kompressen aus starkem Kaffee und begleitet den Kopf des Kindes beim Austritt aus der Vagina, um Dammverletzungen zu verhindern. Die Hebamme ist meistens jene Person, die das Baby in Empfang nimmt, sobald es den Mutterleib ganz verlassen hat - und die das Baby sofort der Mutter in die Arme legt. Während die Eltern mit ihrem Neugeborenen die ersten gemeinsamen Momente genießen, notiert sie die Geburtszeit und freut sich mit.

Charakteristisch für eine Hausgeburt ist die große Ruhe, die mit der vollendeten Geburt des Babys unmittelbar einkehrt. Ehrfurcht, Freude, Dankbarkeit, Erleichterung, Euphorie sind spürbar. Die Zeit bleibt stehen und es gibt nur diesen einen, ewigen Moment dieses Wunders, das da soeben geschehen ist. Die Eltern entscheiden, wann dieser Moment sich auflöst. Oft ist es die Mutter, bei welcher sich die Erschöpfung meldet und die sich hinlegen und ausruhen möchte. Während das Baby seine erste Brustmahlzeit erhält, setzen die Nachwehen ein, mit denen die Plazenta geboren wird. Die Geburt der Plazenta wird im Krankenhaus, häufig aber auch von Hausgeburtshebammen häufig forciert aus Angst vor zu großen Blutungen. Dabei ist jedoch in aller Regel keine Eile geboten. Rund zwei Stunden kann der Plazenta ohne Bedenken Zeit gegeben werden, um ohne Ziehen an der Nabelschnur und drücken auf die Gebärmutter geboren zu werden. Kann sich die Plazenta ohne Hilfe lösen, sind die

Blutungen geringer und die Nachgeburt wird weniger schmerzhaft und unangenehm empfunden.

Nachdem die Nabelschnur auspulsiert hat, kann sie abgeklemmt und durchgeschnitten werden. Dabei ist das Abklemmen nicht zwingend notwendig, da sie nach dem Auspulsieren von alleine von innen verklebt und somit verhindert, dass Blut vom Baby ausfließt.[51] Bei einer Alleingeburt kann sie, wenn dennoch gewünscht, mit einem Stück Schnur abgebunden oder mit einer im Handel erhältlichen Nabelschnurklemme abgeklemmt werden. Zum Durchtrennen eignet sich eine scharfe Küchen- oder Nähschere, die vorher mit Alkohol sterilisiert wurde, oder spezielle Nabelschnurscheren.

Das Baby wird, eng am nackten Körper von Vater oder Mutter, mit ofenwarmen Handtüchern zugedeckt. Wägen, Messen oder gar Waschen ist nicht nur unnötig, sondern würden sowohl dem Baby als auch den Eltern äußerst wertvolle Erfahrungen verunmöglichen. Die ersten Stunden sind ein gegenseitiges Beschnuppern, Befühlen, Spüren, Hören und Anschauen, ein Wahrnehmen mit allen Sinnen. Sie sollten durch keinerlei Aktivität von außen gestört werden. Was soll's, wenn das Baby erst nach einigen Stunden gewogen wird und das Gewicht dann nicht mehr hundertprozentig mit dem Geburtsgewicht übereinstimmt. Unsere Gesellschaft ist geradezu süchtig nach Zahlen, Massen und Statistiken, die für den einzelnen Menschen absolut unnütz sind.

WARUM DIE MAGIE DER ERSTEN STUNDEN DURCH UNNÜTZE HANDLUNGEN STÖREN?

---

[51] vgl. Schmid (2014), Kap. Geburt praktisch.

Auch das Waschen des Babys ist nicht nur überflüssig, sondern schadet ihm sogar. Nach der Geburt ist die Haut des Babys voller sog. Käseschmiere, einer fetthaltigen Schicht, welche die Haut im Fruchtwasser geschützt hat. Diese Fettschicht schützt nach der Geburt die Haut vor der ungewohnten trockenen Luft und soll auf keinen Fall abgewaschen werden. Blutreste von der Geburt härten aus und fallen innerhalb weniger Tage ab, sodass sie nicht gesondert entfernt werden müssen. Auch die Kleider können und sollen warten, so süß sie auch aussehen mögen. Das Baby braucht in den ersten Stunden nur eins: einen warmen, weichen, lebendigen menschlichen Körper, dessen Duft es in sich aufnehmen kann, der es wiegt und wärmt. Am wenigsten braucht es kalte, tote, nach Waschmittel stinkende Kleider, die eine Trennung zwischen ihm und der warmen Haut seiner Eltern schaffen. Ich möchte an dieser Stelle nochmals darauf hinweisen, wie groß der Unterschied der beiden Welten ist, zwischen denen das Baby wechselt: die warme, nasse, weiche, dunkle, leise, schaukelnde, schwerelose Welt im Mutterleib und die kalte, trockene, harte, helle, laute Welt draußen. Der abrupte Wechsel ist ein Schock für das Neugeborene, und wir tun gut daran, alles dafür zu unternehmen, dass dieser Schock möglichst klein gehalten wird. Wir erreichen das, indem wir das Geburtszimmer richtig aufheizen, sodass wir schwitzen, dann ist die Raumtemperatur fürs Baby richtig; indem wir den Raum abdunkeln, die Rollläden herunterlassen oder die Vorhänge zuziehen, Kerzen anzünden; indem wir laute Geräuschquellen ausschalten (Fernseher, Radio, Telefon, Kindergeschrei, lautes Sprechen, Straßenlärm); indem wir das Baby in warme, weiche Tücher mit warmen Farbtönen, am besten rötlich wie im Mutterleib, wickeln resp. sie auf unserem nackten Bauch damit zudecken. Ruhige, langsame Bewegungen, leise Worte, möglichst viel direkten Körperkontakt, damit erleichtern wir dem neuen Erdenbürger das Ankommen auf dieser kalten, harten, trockenen, lauten Welt am meisten. Und ganz nebenbei stellen wir damit sicher, dass es seine Körpertemperatur halten kann, regelmäßig atmet und entspannt an der Brust trinkt. Besondere Untersuchungen wie das Messen der Körpertemperatur werden dadurch überflüssig. Es fühlt sich geborgen in dieser neuen Welt, da es Vertrautes wahrnimmt: den Herzschlag der Mutter, ihren Geruch, die Stimme des Vaters, die Wärme der Haut. Es gibt nichts Schöneres als diese enge Vertrautheit in den ersten Stunden nach einer geglückten Geburt.

Die Hebamme räumt in Ruhe das Wenige auf, das es zu tun gibt. Sie untersucht die Plazenta und die Fruchtblase auf Vollständigkeit, um ausschließen zu können, dass Reste der Plazenta in der Gebärmutter verblieben sind. Wenn die Plazenta in ihrem eigenen Tempo gewaltfrei geboren worden ist, ist sie in der Regel vollständig. Im Einvernehmen mit der Mutter untersucht die Hebamme Damm und Schamlippen auf Verletzungen und hilft der Mutter, die dicken, saugfähigen Wochenbettbinden anzuziehen. Bei einer Alleingeburt kann sich die Frau mit einem Handspiegel selbst untersuchen. Sind keine Schmerzen vorhanden, kann die Untersuchung auch unterlassen werden. Danach verlässt die Hebamme die Familie, um nach einigen Stunden wiederzukommen. Stunden, welche die Familie schlafend, staunend, träumend, bewundernd verbringt, ganz bei sich und ganz für sich. Wenn sich alle von den Geburtsstrapazen ein wenig erholt haben, kann das Neugeborene untersucht werden. Dabei reicht es, Körpergewicht, Größe und Kopfumfang zu messen und die Fontanellen zu kontrollieren. Angeborene Reflexe wie der Saug- und der Greifreflex wurden bis dahin in der Regel bereits spielerisch überprüft, indem das Baby an der Brust getrunken und mit seinen kleinen Fingerchen die großen Finger seiner Eltern umklammert hat.

Einige Stunden nach der Geburt ist meistens auch bereits die erste Ausscheidung des Babys erfolgt, das sog. Kindspech (Mekonium). Es ist eine klebrige, schwarze Masse, die sich nur mit Mühe von den Beinchen und vom Po des Neugeborenen entfernen lässt. Nach dieser behutsamen Säuberungsaktion kann die erste Windel angezogen werden - oder aber das Baby windelfrei auf einen saugfähigen Molton gelegt werden.

Windeln gehören in unserer westlichen Kultur, in der die überwiegende Mehrheit der Menschen 95% des Tages in Häusern verbringt, zum Alltag und werden selten hinterfragt. Wunde Popos, Windeldermatitis und sogar blutige Stellen werden als „normal" in Kauf genommen. In naturverbundeneren Gesellschaften ist es vollkommen natürlich, dass bereits ein Baby - wie jeder Mensch - ein Höschen anhat oder gar nichts. Man anerkennt das Ausscheidungsbedürfnis des Babys als vom Baby bewusst wahrgenommen, wie auch das Bedürfnis nach Nahrung und reagiert entsprechend. Das Baby wird in den ersten Wochen stark von inneren Wahrnehmungen in Anspruch genommen. Gefühle wie Hunger, Kälte oder Harn- und Stuhldrang kannte es im Mutterleib nicht. Nun nimmt es sie wahr und sucht Wege, diesen Bedürfnissen Ausdruck zu verleihen. Vielen Menschen ist die suchende, schnappende Mundbewegung eines Säuglings bekannt, das nach der

Mutterbrust sucht. Genauso deutlich gibt das Baby auch zum Ausdruck, dass es ausscheiden möchte. Leider haben wir „Stubenhocker" verlernt, auf diese Signale zu achten resp. sie richtig zu deuten. Wer es aber geduldig versucht, wird innert Kürze eine neue Ebene der Kommunikation mit seinem Baby entdecken und bald in der Lage sein zu unterscheiden, wann der Säugling trinken oder ausscheiden möchte. Vielleicht fragst du dich, wie das praktisch aussehen kann, so ohne Windel. Es würde im Rahmen dieses Buches zu weit führen, den Weg zu einem windelfreien, achtungsvollen Miteinander aufzuzeigen. Gerne empfehle ich aber entsprechende Literatur wie bspw. das deutsche Standardwerk „Es geht auch ohne Windeln! Der sanfte Weg zur natürlichen Babypflege" von Ingrid Bauer und Ursula Fassbender.[52]

5.1 Schwierigkeiten

Mit Schwierigkeiten während der Geburt musst du nicht rechnen, wenn du zuhause gebärst. Dennoch ist es hilfreich zu wissen, was bei einigen wenig wahrscheinlichen Herausforderungen getan werden kann, insbesondere, wenn keine Hebamme dabei sein soll.

5.1.1 Nabelschnurvorfall

Diese Komplikation ist extrem selten, aber auch nicht ungefährlich. Sie kann auftreten, wenn die Fruchtblase platzt und die Nabelschnur zwischen den Muttermund und den Kopf

---

[52] Bauer/Fassbender (2004).

des Kindes gerät. Dann drückt der Kopf auf die Nabelschnur und behindert sie Versorgung des Babys mit Nährstoffen und Sauerstoff. Einen Nabelschnurvorfall erkennst du daran, dass du die Nabelschnur tasten kannst. In diesem Fall ist es hilfreich, sofort in den Vierfüßlerstand zu gehen und dafür zu sorgen, dass das Becken höher liegt als die Schultern. So kann das Baby in den Bauch zurückrutschen und die Nabelschnur wird entlastet. Ev. gelingt es, sie mit der Hand auf die Seite zu schieben und dadurch eine normale Geburt zu ermöglichen. Andernfalls muss eine Verlegung ins Krankenhaus stattfinden, da die Sauerstoffversorgung des Ungeborenen nicht mehr sicher gewährleistet ist. Aber, wie gesagt, diese Komplikation ist sehr selten.[53]

5.1.2 Blockade

Mit einer Blockade oder auch Wehenschwäche musst du nicht rechnen, wenn du zuhause gebärst. Dein Körper wird sich die Zeit nehmen, die er benötigt, um das Kind zur Welt zu bringen. Es kann aber – wiederum selten – vorkommen, dass ein Arm des Kindes den Ausgang blockiert, weil er über dem Kopf liegt. In diesem Fall verhältst du dich gleich wie bei einem Nabelschnurvorfall: Du gehst in den Vierfüßlerstand und streckst das Becken in die Höhe, damit das Kind nochmal zurückrutscht. Meistens reicht das bereits aus, dass das Baby seinen Arm wegziehen kann. Andernfalls kannst du selbst versuchen, in zur Seite in eine günstigere Position zu schieben.

---

53 Vgl. Schmid (2014), Kap. Geburt praktisch.

5.1.3   Anpassungsschwierigkeiten des Säuglings

Hin und wieder kommt es vor, dass ein Neugeborenes nicht atmet. Bei einer hebammenbegleiteten Geburt hat die Hebamme für diesen Fall ein Sauerstoffgerät dabei, das dem Baby beim Übergang zum Selbstatmen hilft. Als Alleingebärende kannst du dein Baby vorsichtig mit deinem Mund beatmen. Meist braucht es nicht viel Unterstützung, bis es selbst zu atmen beginnt.

Wenn es zwar atmet, aber durch das Atmen sehr angestrengt wird und du beobachtest, dass sie die Nasenflügel blähen und die Rippen einziehen, dann kann es sein, dass die Lunge noch nicht genügend ausgereift ist. In diesem Fall ist eine Verlegung in eine Kinderklinik nötig.[54]

Wenn dein Kind direkt nach der Geburt röchelnd atmet, ist das kein Grund zur Sorge. In seiner Lunge befindet sich noch ein Rest Fruchtwasser, das durch die Geburt nicht vollständig herausgedrückt worden ist. Es wird innerhalb von rund 20min von der Lunge aufgenommen.

Ebenfalls kann Schleim in Mund und Nase Probleme beim Atmen verursachen. Du kannst ihn vorsichtig mit deinem Mund absaugen.

5.1.4   Verzögerte Plazentalösung

Wie bereits geschrieben, benötigt die Plazenta Zeit, um sich von der Gebärmutter, mit der sie verwachsen ist, zu lösen. Gefürchtet sind starke Blutungen während der Loslösung.

---

[54] vgl. Schmid (2014), Kap. Geburt praktisch

Hier kann die Homöopathie gute und wichtige Dienste leisten. Das Mittel, das der Gebärmutter hilft und Blutungen vermeidet, ist *Bellis Perennis*[55], das Gänseblümchen. Am besten nimmt man bereits vorbeugend ein Globuli in der Potenz C200, wenn die Geburt der Plazenta sehr schmerzhaft ist und lange dauert. So kann Blutungen in aller Regel vorgebeugt werden und die Plazenta wird sich restlos von der Gebärmutter lösen.

5.1.5   Schwäche nach der Geburt

Auch bei großer Schwäche nach der Geburt kann die Homöopathie helfen. Das Verletzungsmittel ist *Arnica*, das in den ersten drei Tagen nach der Geburt in der Potenz C200 (täglich 1 Globuli) eingenommen werden soll. Dadurch wird sich die Blutung und damit der Kräfteverlust in Maßen halten. Homöopathische Arzneien können auch bei verschiedenen Beschwerden im Wochenbett eingesetzt werden. Hierzu ist die Begleitung einer kompetenten Hebamme oder eigene umfangreiche Erfahrung erforderlich.

V Wochenbett

Die Bedeutung des Wochenbettes habe ich an anderer Stelle bereits erwähnt. Ich möchte hier nun ein wenig tiefer ausführen, weshalb ich die Zeit des Wochenbettes für so wichtig halte.

---

55 Vgl. Stadelmann (2013), Kap. Blutungen.

Schwanger zu werden, eine Schwangerschaft bis zum Ende zu führen, ein Kind zu gebären und es aus eigener Kraft zu ernähren, all das ist nur möglich durch das gezielte Zusammenspiel unterschiedlicher Hormone. Dabei erfolgt der Wechsel zwischen den drei Phasen nicht gemächlich, sondern relativ abrupt: Man wird nicht langsam schwanger, sondern die Befruchtung ist ein Momentgeschehen. Ab dem Moment der Befruchtung wird die Ausschüttung der entsprechenden Hormone aktiviert, welche die Schwangerschaft erhalten und die Entwicklung des Babys ermöglichen. Dasselbe geschieht mit der Geburt. Der Körper steuert während neun Monaten darauf hin, sie kann sich zwar durchaus langsam ankündigen, aber der Geburtsprozess an sich dauert nur wenige Stunden. Ebenso abrupt setzt die Stillzeit ein. Bereits Wochen vor der Geburt wurde die Vormilch, das sog. Kolostrum, gebildet, aber die eigentliche Milchbildung beginnt mit dem Moment der Geburt. Die Hormonproduktion verschiedenster spezifisch benötigter Hormone läuft auf Hochtouren. Hormone beeinflussen bekanntlich aber nicht nur den Körper, sondern auch die Psyche. Selbst eine gewöhnlich sehr ausgeglichene und stabile Persönlichkeit kann durch diese Hormonschwankungen in bisher unbekannte Stimmungswechsel geraten. Der Umgang damit muss erst erlernt werden.

Nach der Geburt, während der Zeit des Frühwochenbettes, sind die hormonellen Turbulenzen besonders groß. Innerhalb weniger Stunden musste der Körper von Schwangerschaft auf Geburt, von Geburt auf Stillen und Rückbildung umstellen. Eine gewaltige Leistung und eine Wandlungsfähigkeit, wie sie während des ganzen Lebens in keiner anderen Situation auftritt. Diese hormonelle Meisterleistung kann nicht ohne psychische Turbulenzen vonstatten gehen. Die Psyche reagiert generell langsamer als der Körper und muss diese umwälzenden Prozesse erst verarbeiten. Dazu braucht sie vor allem eins: Zeit. Zeit und einfühlsame Menschen, welche sie durch diese Phase begleiten.

In den ersten Tagen nach der Geburt ist die Mutter verletzlich. Einerseits ist da der eigene Körper, der sich unbekannt anfühlen kann: Der dicke Bauch, an den man sich gewöhnt hatte, ist plötzlich leer und schwabbelig; der Schwerpunkt des Körpers, der sich bis zum Ende der Schwangerschaft immer mehr nach vorne verlagert hatte, muss nun wieder neu gefunden werden; selbst wenn keine Geburtsverletzungen vorhanden sind, so fühlt sich die Vagina in den ersten Tagen geschwollen an und kann beim Wasserlassen und auf Berührung schmerzen. Die Brustwarzen müssen sich an die Saugbewegungen des Neugeborenen gewöhnen, können berührungs- und druckempfindlich sein und sogar bluten. Spätestens mit dem Milcheinschuss am vierten Tage spannen die Brüste, fühlen sich heiß und schwer an und wachsen oft auf ein Vielfaches ihrer vorherigen Größe. Allein diese körperlichen Veränderungen sind so massiv und zahlreich, dass es nicht erstaunt, dass die Psyche Zeit braucht, um sie annehmen und damit umgehen zu können. Aber der Veränderungen nicht genug, ist da nun noch ein kleiner Mensch, der unsere vollste Unterstützung benötigt. Und der sich manchmal ganz anders verhält, als wir es erwarten. Der weint, obwohl er doch satt sein sollte, eine trockene Windel an hat und ganz eng und geborgen in meinem Arm liegt. Der sich einfach nicht beruhigen lässt, weil er selbst mit seiner Situation erst zurechtkommen muss und mit der Geburt Erfahrungen gemacht hat, die er noch verarbeiten muss. Beide, die Mutter und das Baby, sind in den ersten zehn Tagen nach der Geburt - und meistens darüber hinaus - verletzlich und bedürfen umsichtigen und verständnisvollen Schutzes.

Dieser Schutz wird - wenn möglich - am besten durch den Partner gewährleistet. Er ist durch die gemeinsam erlebte Geburt ganz eng mit Mutter und Kind verbunden und muss meistens selber die Geburt sowie die neue Situation innerhalb seiner Familie verarbeiten. Viel gemeinsam verbrachte Zeit im Schutz der eigenen vier Wände erlaubt den Austausch von Gedanken, Gefühlen, Ängsten und Hoffnungen und ist Wegbereiter für ein stabiles Fundament für die gemeinsame Familie. Auch deshalb lege ich so viel Wert darauf, das Frühwochenbett als unantastbar zu definieren.

DAS FRÜHWOCHENBETT IST SCHUTZ-UND SCHONZEIT FÜR ALLE FAMILIENMITGLIEDER.

Der Alltag kommt früh genug und lässt oftmals zu wenig Zeit und Gelegenheit für die wirklich wichtigen und wertvollen Entwicklungen.

6.1   Stillen

Das Frühwochenbett dient neben der Erholung vor allem auch dazu, einen Stillrhythmus zu finden. Stillen ist nicht nur die natürliche, wertvollste Ernährung des Säuglings, es fördert auch die Rückbildung der Gebärmutter.

Stillen ist die natürlichste Sache der Welt. Kein anderer Säuger benötigt eine Einführung ins Stillen geschweige denn Hilfsmittel wie Stillhütchen oder Pflegecremes. Warum haben in unserer westlichen Gesellschaft Frauen Probleme mit Stillen - oder entscheiden sich sogar bewusst dagegen? Liegt es daran, dass sich die Frauen die Zeit nicht nehmen wollen, welche für diese umfassende Ernährung des Säuglings benötigt wird? Oder daran, dass sie ihre Brust als reines Sexualorgan empfinden, welches durchs Stillen ent-erotisiert werden könnte? Oder sogar daran, dass sie den engen Kontakt zu ihrem Baby fürchten? Oder haben sie Angst vor möglichen Schwierigkeiten und blockieren sich damit selbst? Die Antworten auf diese Fragen werden wohl so vielfältig sein wie die Frauen, die mit den Problemen kämpfen.

Das erste Mal sollte das Neugeborene unmittelbar nach seiner Geburt gestillt werden. Viele Babys suchen instinktiv die Brust. Die sog. Vormilch, das gelbliche Kolostrum, ist besonders eiweißhaltig und enthält unter anderem viele Abwehrstoffe in konzentrierter Form.[56] Die Weltgesundheitsorganisation empfiehlt ausschließliches Stillen während der ersten sechs Monate, unter anderem um Allergien vorzubeugen. Nach sechs Monaten ist das Immunsystem des Säugling soweit entwickelt, dass es mit Fremdstoffen aus anderer Nahrung fertig werden kann. Weiter empfiehlt sie das Stillen bis zum 2. Geburtstag. Diese Zeit mag für viele Frauen zu lange sein, entweder, weil bereits ein weiteres Baby unterwegs ist, weil sie wieder auswärts arbeiten möchten oder weil sie ganz einfach irgendwann ihren Körper wieder für sich haben wollen. Alle Gründe sind legitim, und ein Baby kann ab dem 7. Monat ohne Weiteres mit weniger

---

[56] vgl. Bruker/Gutjahr (2005), S. 58.

Brust auskommen. Lässt man ihnen die Wahl, entscheiden sich Kinder selbst, wann sie von der Brust genug haben.

Die allermeisten Frauen können stillen.[57] Um das Baby aber genügend lange zu stillen und nicht nach ein paar Versuchen aufzugeben, gehört die Überzeugung dazu, stillen zu wollen. Zu dieser Überzeugung gelangt man, wenn man über den Nutzen des Stillens informiert ist. Stillen versorgt das Neugeborene mit Immunglobulinen, die das unreife Abwehrsystem aufbauen und es vor Krankheiten schützen.

- Die Muttermilch enthält als einzige Milch genau jene Nährstoffe, die das Baby in den ersten Lebensmonaten braucht.
- Durch das intensive, lange Saugen an der Brust werden beim Baby Endorphine freigesetzt, die es in einen orgasmusähnlichen Zustand versetzen und tiefe Entspannung auslösen.
- Der enge, direkte Hautkontakt zur Mutter versorgt das Baby mit Wärme, Geborgenheit und Sicherheit, die elementar sind für das seelische Gleichgewicht.
- Stillen ist die einfachste und kostengünstigste Möglichkeit der Säuglingsernährung.

Das häufig gehörte Argument, dass mit der Muttermilch auch Schadstoffe zum Baby gelangen, stimmt. Dennoch überwiegen die vielen Vorteile diesen Nachteil bei Weitem. Insbesondere die Hersteller von Säuglingsnahrung preisen ihre Produkte gerne mit „steril" und „keimfrei" an, verpacken sie ansprechend und suggerieren, dass Flaschennahrung für das Baby wertvoller sein soll als Muttermilch.

---

[57] vgl. Stadelmann (2005), S. 378.

Alleine aufgrund der fehlenden Immunglobuline ist diese Behauptung reine Lüge. Weiter ist die Muttermilch steril, ohne irgendetwas dazu beitragen zu müssen. Und keimfrei soll sie nicht sein, da es für den Säugling wichtig ist, mit einer gewissen Menge unterschiedlicher Bakterien versorgt zu werden, nützlichen wie schädlichen. Von beiden profitiert das Immunsystem, die einen helfen, die anderen regen den Körper zur Abwehr in zumutbarem Maß an.[58]

Mit dem Stillen ist es wie mit der Entscheidung für eine Hausgeburt: Alles beginnt im Kopf. Wenn die Entscheidung fürs Stillen vor der Geburt gefallen ist oder die Frage gar nie gestellt wurde, weil für die Mutter Stillen einfach selbstverständlich ist, muss nicht mit Schwierigkeiten gerechnet werden. Dann werden sich die Herausforderungen auf wunde Brustwarzen und pralle, spannende Brüste in der ersten Stillzeit beschränken. Wenn die Milchproduktion während des Frühwochenbettes in Gang kommt, fühlen sich die Brüste oft schwer, groß und heiß an. Am besten ist es, das Baby nach Bedarf ohne festen Zeitplan zu stillen. Das kommt dem Baby wie auch der Brust entgegen: Das Baby musste auch im Bauch nicht auf feste „Essenszeiten" warten und erwartet daher auch jetzt ganz selbstverständlich, dass es gefüttert wird, wenn es Hunger hat - und nicht, weil gerade zwölf Uhr ist. Für die Milchbildung ist Stillen nach Bedarf wichtig, da sich die Menge der Milch nach der Nachfrage richtet. Hat das Baby mehr Hunger und trinkt häufiger, so produziert die Brust mehr Milch und umgekehrt. Die Aussage, die Brust produziere zu wenig Milch und das Baby müsse zugefüttert werden, ist unhaltbar. Häufigeres Anlegen regt die

---

[58] vgl. Bruker/Gutjahr (2005), S. 60ff.

Milchbildung an und behebt den Engpass.[59]

Wichtig ist es auch, das Baby solange an einer Brust trinken zu lassen, bis die Brust leer ist, denn die Zusammensetzung der Milch ist nicht überall gleich: Die Milch, die zuerst aus der Brust kommt, ist wässrig und löscht den Durst. Erst danach kommt die fettere, sättigende Milch. Daher ist es wichtig, das Baby trotz allfälliger blutiger Warzen jede Brust leer trinken zu lassen und nicht nach kurzer Zeit die Brust zu wechseln, sonst bekommt es immer nur den Durstlöscher, nie aber die sättigende Milch. Die Konsequenz daraus ist, dass es in kurzer Zeit bereits wieder Hunger hat und erneut gestillt werden möchte. Das kommt gereizten Brustwarzen nicht entgegen. Übrigens heilen auch blutige Brustwarzen bei regelmäßigem Stillen meist innerhalb einer Woche ab .

Herausforderungen, mit der viele Frauen konfrontiert sind, sind der Milchstau sowie die Brustentzündung (Mastitis). Dabei werden einzelne Milchgänge nicht genügend entleert, die Milch staut sich. Es bilden sich Knoten in der Brust und sie beginnt zu schmerzen. Kann die Brust nicht entleert werden, können die Milchgänge entzünden. Die Brüste schmerzen, häufig tritt Fieber auf. Ursachen für einen Milchstau resp. eine darauffolgende Brustentzündung kann ein erneuter, mit einem Wachstumsschub des Säuglings einhergehender Milcheinschuss sein. Manchmal verschließt auch ein Häutchen einen Milchgang, sodass die Milch nicht abfließen kann. Ein solcher Verschluss wird als kleine Blase auf der Brustwarze sichtbar. Sie kann vorsichtig aufgestochen und die Milch herausgestrichen werden. Oftmals hat ein Milchstau aber auch psychische Ursachen. Wenn sich in der

---

[59] vgl. Stadelmann (2005), S. 378.

Mutter Gefühle aufstauen, kann das unmittelbar zu einem Milchstau führen. Viele Frauen setzen sich selbst unter Druck mit dem Stillen, meinen, eine Leistung erbringen zu müssen. Der Stillprozess gelingt - wie die Geburt - aber am besten in Entspannung. Wenn sich die Mutter ganz auf ihr Kind einlässt und ihm die Brust anbietet, ohne dabei irgendetwas zu denken oder zu wollen, sondern einfach da ist für ein hungriges kleines Menschlein, dann gelingt es am besten. Sollte sich dennoch einmal ein Milchstau oder auch eine Brustentzündung anbahnen, so gibt es einige bewährte Hausmittel, die rasch Erleichterung verschaffen. Die heiße Brust muss gekühlt werden. Bitte niemals Eisbeutel verwenden! Am besten eignet sich Magerquark aus dem Kühlschrank, der direkt auf die Brust gestrichen und mit Küchenpapier oder einem Tuch abgedeckt wird. Er kann auf der Brust belassen werden, bis er bröckelig ist. Ebenso effektiv aber weniger schmierig sind Weißkohlblätter. Zwei große Blätter werden mit einem Messer auf der Innenseite leicht eingeritzt, mit dem Wallholz oder einer Weinflasche kräftig darüber gerollt, dass der Saft austritt und dann auf die schmerzende Brust gelegt. Besserung tritt meistens unmittelbar ein.

Oftmals ist der Milchstau nur in einzelnen Regionen der Brust, häufig an der Außenseite in Richtung Achsel. Das hängt damit zusammen, dass das Baby während des Saugens mit seinem Unterkiefer die Brust massiert und sie dadurch weich macht. In der Regel findet diese Massage auf der Innenseite der Brust statt, also in Richtung Brustbein, da das Baby in den Armen der Mutter liegt. Bei einem Milchstau auf der Außenseite der Brust kann die Stillstellung geändert werden, in dem das Baby sozusagen „unter den Arm geklemmt" wird, damit der Unterkiefer die gestaute Stelle während des Saugens massiert. Es bietet sich auch an, die schmerzende Brust vor dem Stillen mit einem warmen Öl zu massieren, um die Milch in Gang zu bringen. Dabei wird immer vom Brustansatz in Richtung Brustwarze massiert. Mit diesen einfachen Maßnahmen lassen sich die meisten Staus und Entzündungen beheben resp. heilen. In hartnäckigeren Fällen bewähren sich immer wieder genau abgestimmte homöopathische Arzneien. Auf Antibiotikum kann so in aller Regel verzichtet werden.[60]

Eine einfache, in unserer Kultur allerdings weniger gut tolerierte Methode, die Brust bereits vor der Geburt abzuhärten und sowohl wunden Brustwarzen als auch Milchstau vorzubeugen, ist der Verzicht auf den BH. Ich habe es bei meiner sechsten Schwangerschaft in der Karibik selbst ausprobiert und war nach fünf Stillzeiten mit anfangs entzündeten Brustwarzen und häufigen Milchstaus überrascht und erleichtert, diesmal keinerlei Beschwerden zu haben.

Damit Stillen gelingen kann, sind vor allem zwei Dinge erforderlich: Ruhe und Vertrauen. Eine ruhige, entspannte und gelöste Atmosphäre während des Stillens sowie das tiefe Vertrauen, dass das Stillen gelingt, sind die Garanten für die Realisierung dieser zutiefst natürlichen, uralten menschlichen Ernährungsform von Säuglingen. Hausgeburtsmütter finden sich unmittelbar nach der Geburt in einer Atmosphäre voller Geborgenheit, in der die ersten Saugbemühungen des Neugeborenen so gut wie immer gelingen. Im Schutz der eigenen vier Wände, mit Unterstützung der Hebamme und Vertrauen des Partners ist die Ausgangslage ideal, eine stabile, beglückende, langfristige Stillbeziehung aufbauen zu können. Die Hebamme fungiert während des Frühwochen-bettes gleichzeitig als Stillberaterin. Auch später steht sie für

---

[60] vgl. Stadelmann (2005), S. 414ff.

allfällige Fragen meistens gerne zur Verfügung. Während der ersten drei Stillmonate kommt es beim Baby immer wieder zu regelrechten Wachstumsschüben, die eine verstärkte Milchproduktion verursachen. Damit steigt immer auch das Risiko eines Milchstaus. Daher ist es sehr hilfreich, am besten während der gesamten Stillzeit auf den Rat der Hebamme zurückgreifen zu können. Steht sie aus irgendwelchen Gründen nicht zur Verfügung, so wendest du dich am besten an eine Stillberaterin. In der Schweiz bezahlt die Krankenkasse drei Stillberatungen.

6.2 Das Neugeborene

Das Neugeborene wird während der ersten zehn Tage nach der Hausgeburt von der Hebamme regelmäßig besucht, beobachtet und untersucht. Im Zentrum stehen während dieser Zeit die Nabelpflege sowie die Umstellung auf die Muttermilch. Gelegentlich kann die sogenannte Neugeborenen-Gelbsucht (Ikterus) auftreten. Die Gelbfärbung der Haut kommt zustande, wenn die Leber überfordert ist. Durch den natürlichen Zerfall fetaler roter Blutkörperchen entsteht Bilirubin, das über die Leber abtransportiert wird. Da die Leber bei einem Neugeborenen noch unreif ist, wird Bilirubin in der Haut abgelagert und lässt sie gelb erscheinen. Die Haut kann leicht gelblich bis sehr gelb sein. Im Krankenhaus werden die Kinder mit weißem Licht bestrahlt (Phototherapie). Zuhause reicht es, das Baby mehrmals täglich für ca. 10min nackt hinter der Fensterscheibe im Sonnenlicht strampeln zu lassen, gegebenenfalls auf einer Wärmflasche, und für konstante Körpertemperatur zu sorgen. Für die Mutter bietet sich leberschonende Ernährung an: Kein Fleisch und Wurst, viel Suppe, Reis- sowie Kartoffelspeisen. Die Gelbsucht ist in aller Regel ungefährlich und wird nach einigen Tagen wieder verschwinden.[61]

Verzichtet man auf die Wochenbettbetreuung durch eine Hebamme, kann man die wenigen pflegenden Dinge beim Neugeborenen auch selbst erledigen. Der Nabelschnurrest fällt innerhalb 5-7 Tage nach der Geburt ab. Bis dahin kann der Nabel mit einem Wattestäbchen und Calendula-Essenz täglich vorsichtig gereinigt werden. Auch nach dem Abfallen der Nabelschnur kann der Nabel in den ersten vier Wochen hin und wieder bluten, bis er vollständig zugewachsen ist. In dieser Zeit ist es wichtig, ihn sauber zu halten, damit die Wunde nicht entzünden kann. Auch hier bietet sich das sorgfältige Abtupfen mit Calendula-Essenz an. Alternativ kann auch Muttermilch verwendet werden wie übrigens bei allen der kleinen Anpassungsstörungen wie bspw. der Baby-Akne oder einem Säuglingsschnupfen. Dabei wird in jedes Nasenloch ein wenig Muttermilch getröpfelt, um die Nasenschleimhäute zu befeuchten.

In den ersten vier Wochen, bei besonders gut genährten Babys auch länger, muss den Hautfalten in der Lende, am Hals und unter den Achseln besondere Beachtung geschenkt werden. Da sie schlecht belüftet sind, entzünden sie leicht, röten sich und nässen. Hier habe ich ausgezeichnete Erfolge mit Heilerde erlebt. Das feine Lehmpulver (z.B. von Luvos) wird mit wenig Wasser zu einer Paste angerührt und auf die betroffenen Hautstellen aufgetragen. Die Heilerde trocknet die Haut und lässt sie heilen. Die getrocknete Erde muss

---

[61] vgl. Stadelmann (2005), S. 353.

nicht abgewaschen werden, es reicht, die Krümel einfach wegzuwischen.

Ansonsten gilt für die Behandlung des Neugeborenen dasselbe wie im Moment der Geburt:

DIE ERSTE ZEIT SO SANFT WIE MÖGLICH GESTALTEN.

Dabei hilft es, sich die Situation des Babys vor seiner Geburt ins Bewusstsein zu rufen. Das Baby

- war nie alleine.
- wurde geschaukelt und getragen.
- bekam Nahrung wann immer es nötig war.
- spürte eine konstante, warme Begrenzung nach außen.
- konnte sich innerhalb der Grenzen der Gebärmutter selbständig bewegen.

Wenn wir uns von diesen Tatsachen leiten lassen, finden wir ganz natürlich zu einem sanften Umgang mit unserem Kind - unabhängig von irgendwelchen modernen Erziehungsratgebern oder den gutgemeinten Ratschlägen von Großmüttern, anderen Müttern, Freunden oder Nachbarn. Ich möchte die folgenden Aspekte genauer betrachten: Schlafen, Tragen, Bewegung, Massage.

6.2.1 Schlafen

Das Thema **Schlafen** beschäftigt die allermeisten Eltern sehr junger Kinder - meistens deshalb, weil sie selbst unter Schlafmangel leiden, da die wenigsten Babys von Anfang an nachts durchschlafen. Meistens wachen sie auf, weil sie Hunger haben. Schon nur eine nächtliche Störung bringt nicht dieselbe Erholung wie eine durchgeschlafene Nacht, geschweige denn ein mehrmaliges nächtliches Aufstehen. Bereits nach wenigen unterbrochenen Nächten wird der Energiemangel spürbar und spätestens nach den ersten paar Wochen schlägt er in der Regel auf die Stimmung innerhalb der Familie. Viele Mütter wie Väter fühlen sich ausgelaugt, sind mürrisch und verlieren rasch die Geduld. Und ein Ende der nächtlichen Störung ist oftmals nicht absehbar - es kann Monate dauern, bis kleine Kinder durchschlafen. Die Auseinandersetzung mit dem Thema Schlaf ist deshalb zentral. Ziel ist, dass alle Familienmitglieder genügend Schlaf erhalten.

Es bietet sich an, das Thema Schlafen aus Sicht des kleinen „Störenfrieds" zu betrachten. Das Baby hatte bereits im Bauch seinen Wach-Schlaf-Rhythmus. Häufig stimmt er mit dem der Mutter überein, aber nicht immer. Insbesondere gegen Ende der Schwangerschaft hatte das Baby wegen Platzmangel nur die Gelegenheit sich zu bewegen, wenn die Mutter ganz entspannt war - im Schlaf eben. Daher ist es natürlich, wenn Neugeborene in den ersten Wochen nachts wach werden und nicht sofort wieder einschlafen. Hilfreich ist dabei aber, wenn man dem Baby signalisiert, dass Nacht ist und die Nacht zum Schlafen da ist. Das gelingt, indem kein oder nur schwaches Licht gemacht, leise gesprochen und nicht gespielt wird. Eine sehr effektive Möglichkeit ist das gemeinsame Schlafen mit dem Baby im eigenen Bett. So spürt das Baby, dass Mutter und Vater auch schlafen, und der gleichmäßige Atem beruhigt und animiert ebenfalls zum Schlafen. Das Neugeborene im Elternbett schlafen zu lassen, eng bei sich mit direktem Körperkontakt, ist für viele Babys zudem sehr beruhigend und hilft ihnen, einzuschlafen. Sie waren auch im Bauch nie allein und brauchen in der neuen Welt die Gewissheit, dass jemand Vertrautes für sie da ist, Tag und Nacht. Ein großer Vorteil für die Mutter ist die Tatsache, dass das Baby nachts gestillt werden kann, ohne dass die Mutter dazu aufstehen muss. Mit zunehmender Routine ist es sogar möglich, nur die Brust auszupacken, dem Baby in den Mund zu geben und gleich darauf wieder einzuschlafen. Das so oft erwähnte „Bäuerchen", das das Baby nach dem Trinken offenbar machen muss, scheint nachts nicht so dringend zu sein. Meine Kinder hatten jedenfalls nachts nur selten das Bedürfnis, verschluckte Luft wieder hinaus zu befördern. Das mag daran liegen, dass die Babys nachts ruhiger trinken, wenn sie im Bett im dunklen, ruhigen Raum liegen.

Vielleicht fällt es dir oder auch deinem Partner schwer, sich vorzustellen, das Baby im Elternbett zu haben. Wo bleibt da die partnerschaftliche Intimität? Sie ist genauso vorhanden wie sonst auch. Kleine Babys schlafen viel und tief und lassen sich nicht so rasch wecken. Wenn du Angst hast, das Baby könnte aus dem Bett fallen, schiebe das Bett an die Wand, dann hat das Baby ein sicheres Plätzchen für sich und ist doch bei dir. Heute gibt es auch kleine Bettchen, die an einer Längsseite offen sind und ans Elternbett gestellt werden können. Sie sind sehr teuer in der Anschaffung und werden oft nur kurz gebracht, weil die Kinder rasch wachsen. Wenn du mit dieser Lösung liebäugelst, lohnt es sich vielleicht, im Internet nach einem gebrauchten Bettchen zu suchen.

Ganz generell gilt beim Thema Schlafen: Es gibt keine Standardlösung, sondern jede Familie muss ihre eigene passende Lösung finden. Unbedingt abraten möchte ich davon, das Baby gleich nach der Geburt in ein eigenes Bett zu legen und es schreien zu lassen in der Annahme, das Baby müsse lernen, alleine zu schlafen. Diese Methode ist eine reine Qual für das Baby und sollte jedem Kind unbedingt erspart bleiben. Es lernt so von Anfang an, dass seine Bedürfnisse nicht erfüllt werden und dass es einer feindlichen Umwelt hilflos gegenüberliegt. Alleinsein versetzt ein Baby in Todesangst. Die Stresshormone, die dabei ausgeschüttet werden, beeinflussen die Hirnentwicklung nachhaltig negativ. Ein Neugeborenes braucht Wärme, Schutz, Sicherheit und den lebendigen Körper eines anderen Menschen, denn das ist es sich gewöhnt. Nur so kann es sich stressfrei und vertrauensvoll gesund weiterentwickeln. Wenn es reifer ist, wird es das gemeinsame Bett von selbst verlassen oder kann ohne Protest in ein eigenes Bett gelegt werden. Aus Sicht des Babys ist also ein Familienbett, in dem es bei seinen Eltern schlafen kann, die beste Lösung. Schön ist es, wenn sich auch die Eltern darauf einlassen können. Nach einer Eingewöhnungszeit, während derer alle eventuell ein wenig unruhig schlafen, merkt man das Baby nicht mehr, es gehört einfach dazu. Das gemeinsame Schlafen beugt offenbar auch dem plötzlichen Kindstod vor, dessen Ursachen man noch immer nicht herausgefunden hat. Fest steht nur, dass das Risiko des plötzlichen Kindstodes sinkt, wenn das Baby nicht alleine schläft.

6.2.2 Tragen

Neugeborene schlafen nicht nur nachts, sondern auch tagsüber sehr viel. Während des Frühwochenbettes können Mutter und Baby am besten gemeinsam viel schlafen und sich erholen. Wenn die Mutter das Bedürfnis verspürt, ihr Bett allmählich wieder zu verlassen und die Hausarbeit wieder aufzunehmen, spazieren zu gehen oder Freunde zu treffen, sollte dem Nähebedürfnis des Babys weiterhin Rechnung getragen werden - im buchstäblichen Sinn. Auch jetzt sollte der Grundsatz gelten, den kindlichen Erfahrungen so nahe wie möglich zu kommen. Das Baby wurde während neun Monaten permanent getragen und wir tun gut daran, das auch weiterhin zu tun. Es gibt heute eine Vielzahl ausgezeichneter Tragehilfen wie das klassische Tragetuch oder auch Weiterentwicklungen wie die Manduka, Mei Tei, Ring Slings und andere mehr. Ihnen allen ist gemeinsam, dass sie das Baby eng an den Körper der tragenden Person bringen, einen maximalen Tragekomfort bieten und auf verschiedene Körpergrößen angepasst werden können. So kann das Baby von den Eltern wie auch anderen nahen Bezugspersonen oder auch dem Babysitter getragen werden. *Wer* das Kind trägt, ist letztlich - besonders in der ersten Zeit - sekundär. Hauptsache, das Baby wird getragen! Wichtig ist auch hier wieder die innere Einstellung und Überzeugung: Neugeborene nehmen intuitiv Stimmungen auf. Sie spüren, ob sich die tragende Person sicher fühlt oder nicht und reagieren entsprechend darauf.

Abgesehen von der Sicherheit, der Wärme und Geborgenheit, die das Baby bekommt, hat das Tragen auch für die Eltern Vorteile: Mit Überzeugung und Freude getragene Babys sind zufriedener, leiden weniger unter Blähungen und sind stets gut geschützt, sei es vor Haustieren, stürmischen älteren Geschwistern oder auch gut meinenden Besuchern, die das Baby streicheln, halten und liebkosen möchten. Ein Neugeborenes gehört in die Arme von Vertrauenspersonen oder allenfalls nahestehenden Familienmitgliedern. Nachbarn, Bekannte wie auch Freunde können warten, bis sich das Kind gegen unerwünschte Berührungen selbst wehren kann. Bis es soweit ist, sind die Eltern dafür verantwortlich, das Baby davor zu schützen. Es ist schließlich kein Stofftier, das nach Belieben geknuddelt werden darf, sondern ein kleiner Mensch, der anfangs unseres Schutzes bedarf. Durch das ständige Tragen nicht nur beim Spazierengehen, sondern auch zuhause, ist dieser Schutz permanent gewährleistet. Stimmen die meinen, das Baby durchs Tragen zu verwöhnen, sind konsequent zu ignorieren:

MAN KANN EIN NEUGEBORENES NICHT VERWÖHNEN!

Man kann es nur gewöhnen an einen respekt- und liebevollen oder eben achtlosen Umgang. Es ist zu 100% von uns abhängig. Wir können seine Bedürfnisse befriedigen - oder sie ignorieren. Für welchen Weg wir uns entscheiden hat gravierende Konsequenzen: Erfährt das Baby Befriedigung seiner Bedürfnisse, lernt es, dass es wirksam ist, dass es seine Welt mitgestalten kann. Es vertieft sein Vertrauen in sich selbst, in die Menschen um es herum und schließlich in die Welt, in die es geboren wurde. Ignoriert man seine Bedürfnisse, lernt es, dass es hilflos und ausgeliefert in einer feindlichen Welt ist, in der es nichts bewirken kann. Diese frühe Prägung der Selbstwirksamkeit ist bedeutend fürs ganze Leben.

Das Tragen hat auch ganz praktische Vorteile: das Baby ist gut versorgt und man selbst hat die Hände frei, sei es zum Kochen, Staubsaugen, für Garten- oder Computerarbeit, sei

es beim Einkaufen oder Baden älterer Kinder. Auch sehr
junge Babys können bereits auf dem Rücken getragen
werden. Ein wichtiger weiterer Vorteil ist die Entwicklung
der kindlichen Hüfte: Durch die breite Sitzstellung, in der
das Baby permanent getragen wird, entwickelt sich die
Hüfte optimal. Bei Babys, die - in Plastikwindeln gepackt -
liegend im Kinderwagen geschoben werden, ist das Risiko
einer Hüftdysplasie groß: Das Hüftgelenk entwickelt sich
ungleichmäßig und die korrekte Entwicklung muss dann mit
Wickeln in breite Stoffwindeln oder mit unbequemen
speziellen Spreizhosen erreicht werden. Die Krankenkassen
bezahlen einen Hüftultraschall innerhalb der ersten drei
Monate. Für viele Kinder - und Eltern - ist diese
Untersuchung stressig. Für getragene Babys ist sie meistens
überflüssig.

6.2.3   Bewegung

Gesundheit und Bewegung hängen unmittelbar zusammen.
Der Reifungsprozess und das Wachstum von Skelett und
Nervensystem werden hauptsächlich durch Bewegung
beeinflusst. Zudem fördert Bewegung den Energieaustausch,
die Herzaktivität, die Atmung, die Verdauung, sowie die
Blut- und Lymphzirkulation. Die Lymphfunktion trägt
wesentlich zum Aufbau eines starken Immunsystems und
damit zum Schutz vor Infektionskrankheiten bei.[62]

In der Gebärmutter bewegt sich das Ungeborene schwerelos
und kann dadurch alle Bewegungen ausführen, die auch Er-
wachsene machen. Es stößt mit Armen und Beinen, es

---

[62] vgl. Maietta/Hatch (2011), S. 42.

nimmt alle möglichen Positionen ein, es führt greifende, saugende und tretende Bewegungen aus. Es legt im Mutterleib die Grundlagen für seine spätere Beweglichkeit.

Viele Menschen sind überrascht, mit welcher Kraft ein Neugeborenes mit seinen Fäustchen einen Finger umfassen kann. Jeder Muskeleinsatz ist Ergebnis monatelangen Trainings. Die Geburt dagegen ist aus Sicht des Neugeborenen in Bezug auf seine Bewegungsfähigkeit ein großer Rückschlag. Durch die Schwerkraft verliert es einen Großteil seiner Bewegungsfreiheit.[63] Lässt man es dann auch noch wochenlang vorwiegend liegen, sei es in seinem Bettchen oder im Kinderwagen, hat es nur wenige Möglichkeiten, seine Bewegungskompetenz weiterzuentwickeln. Unter der mangelnden Bewegung leiten oft sowohl Stimmung wie auch Verdauung des Babys, weshalb viele Eltern die ersten Monate ihres Kindes als Schreizeit in Erinnerung haben.

Das muss nicht sein. Eine erste unkomplizierte Abhilfe gegen diese Bewegungslosigkeit schafft das Tragen. Das Baby kann mit den Bewegungen der tragenden Person mitgehen, es findet ein ständiger Energieaustausch zwischen tragender und getragener Person statt. So kann das Baby überschüssige Energie auf angenehme Weise loswerden. Weiter erfordert das Getragenwerden vom Baby den Einsatz zahlreicher Muskeln: Es trainiert die Halsmuskulatur, die bereits nach wenigen Wochen die Kopfbewegungen kontrollieren können, es trainiert die gesamten Rücken- und Bauchmuskulatur und hat jegliche Freiheit für die Bewegung von Armen und Beinen.

---

[63] vgl. Maietta/Hatch (2011), S. 46.

Über das Tragen hinaus kann dem Baby gezielt geholfen werden, seine Muskeln weiter zu trainieren. Immer wieder hört man besorgte Äußerungen, die sich gegen das gezielte Üben von Bewegungsabläufen richten wie beispielsweise beim Laufen. Meistens steckt dahinter die Angst, das Baby verletzen zu können. „Die Beinchen sind noch nicht stark genug, lass das Kind liegen!" Wir können aber dem Kind nicht schaden, wenn wir ihm keine Bewegungen aufzwingen, sondern ihm in seinem natürlichen Bewegungsdrang Unterstützung anbieten. „Wenn Muskulatur und Nervenbahnen soweit gereift sind, dass die zum Gehen erforderlichen Bewegungskoordinationen möglich werden, dann geht das Kind."[64]

Wir können die Entwicklung von Muskulatur und Nervenbahnen positiv beeinflussen, indem wir dem Baby helfen, sich selbst zu bewegen. Anfangs beschränkt sich die Hilfe darauf, dass sich das Baby von einer liegenden Position in die nächste bewegen kann. Bereits einem Neugeborenen kann man den Finger ins Fäustchen geben und die Hand ganz sachte über die andere Schulter ziehen. Wenn man mit der anderen Hand an der Hüfte leichten Druck ausübt, dreht sich das Baby auf den Bauch. Bereits sehr junge Babys werden sofort versuchen, den Kopf in eine angenehme Position zu bringen und trainieren dadurch die Halsmuskulatur. Da die Bauchlage für die meisten Babys unbequem ist, wenn sie auf einer flachen Unterlage liegen, bietet es sich an, eine kleine Rolle, z.B. ein eingerolltes Handtuch, unter die Brust des Babys zu schieben. So kauert es in einer für seine Proportionen angenehmen Lage.[65]

---

[64] Schenk-Danzinger (1995), S. 36.
[65] vgl. Maietta/Hatch (2011), S. 118f.

Eine ganz zentrale Hilfestellung können wir Babys geben wenn wir sie aufnehmen. Kein Mensch kann aus eigener Kraft fliegen. Wir Erwachsenen suggerieren den Babys durch unser Handling jedoch meistens genau das - und das irritiert die Kinder. Beobachte Menschen, die einen Säugling aus der Liegeposition aufnehmen. Die meisten Menschen nehmen das Kind am Kopf und am Rücken, heben es waagrecht hoch und bringen es in der Luft in eine senkrechte Position, um es an den eigenen Körper zu bringen. Der natürliche physiologische Bewegungsablauf aus der Empfindung des Babys jedoch ist derselbe, den wir Erwachsenen oder auch Kleinkinder machen: Wir drehen uns auf die Seite, um über eine sitzende in eine stehende Position zu gelangen. Das lässt sich auch bei einem Baby realisieren, indem das Baby zuerst liegend auf eine Seite gedreht wird, danach aufgesetzt und schließlich langsam in die Luft gehoben. Wichtig dabei ist, dass die Füße als letztes Kontakt zu der Unterlage haben. So speichert das Baby den Bewegungsablauf ab noch lange bevor seine Muskeln in der Lage sein werden, die Bewegung selbständig auszuführen.[66] Wenn du dich genauer über die harmonische Entwicklungsunterstützung von Babys informieren möchtest, empfehle ich dir das Buch von Lenny Maietta und Frank Hatch: Kinaesthetics Infant Handling (siehe Literaturverzeichnis).

6.2.4   Massage

Neben Stillen nach Bedarf, gemeinsamem Schlafen, Tragen und der Bewegungsförderung ist die Massage ein wesentlicher Bestandteil der Behandlung des Neugeborenen. Das Ungeborene wurde von der Gebärmutter unablässig massiert.

---

[66] vgl. Maietta/Hatch (2011), S. 90ff.

Es kennt eine zuletzt enge Begrenzung seines Raumes nach allen Seiten und zugleich eine kräftige, konstante Massage. Diese Art von intensiver Berührung können wir nach der Geburt durch gezielte Babymassage weiterführen. Die Massage regt den Blutkreislauf und den gesamten Stoffwechsel sowie die Verdauung an. Die gesunde Entwicklung der Haut, der Muskulatur und der Gelenke wird unterstützt. Das gleichmäßige Streichen entspannt das Baby, sein Nervensystem wird ausbalanciert und seine Atmung vertieft sich. Nicht selten schläft ein Baby unmittelbar nach der Massage entspannt ein. Massage geht aber weit über das rein körperliche Empfinden hinaus, sie gibt Trost, Freude, Geborgenheit und das Gefühl, geliebt zu werden. [67]

Heute sind zahlreiche Bücher über Babymassage auf dem Markt. Ich empfehle das Werk von Nasma Scheibler-Shresta und Ruth Lehmann. Nasma stammt aus Nepal, aus der Volksgruppe der Newar. Bei den Newar werden alle Babys seit Jahrhunderten gleich nach der Geburt massiert, und das Wissen um die Massage wird von Generation zu Generation über die Frauen weitergegeben. Ich hatte nach der Geburt meines ersten Kindes einen Nachmittag mit Babymassage bei Nasma verbracht und durfte die harmonische Weise der newaresischen Massage an meinem eigenen Kind erleben. In ihrem Buch beschreibt Nasma die Tradition der Babymassage in ihrer Kultur und führt sehr anschaulich und einprägsam anhand von Fotos und Zeichnungen durch den festen Ablauf der Massage. So lässt sie sich leicht auch ohne persönliche Einführung erlernen. Ich empfehle allen Eltern wärmstens, sich mit dieser kraftvollen Art von Babymassage vertraut zu machen und sie

---

[67] vgl. Scheibler-Shresta/Lehmann (2011), S. 13.

regelmäßig ab Geburt anzuwenden. Der Nutzen fürs Baby, aber auch für die Massierenden, ist unbezahlbar.

IV Kurz gesagt

Schwangerschaft, Geburt und Stillzeit sind drei Teile einer Einheit. Je besser es gelingt, diese Einheit wahrzunehmen, desto harmonischer gestaltet sich diese Zeit, die sich gut und gerne über zwei Jahre erstrecken kann. Die Schwangerschaft existiert nicht ohne Geburt, Geburt und Stillzeit existieren nicht ohne Schwangerschaft. Die drei Phasen bedingen sich gegenseitig. Sie werden ermöglicht durch einen komplexen, perfekten Hormoncocktail, der wenn immer möglich nicht gestört werden sollte.

Die Schwangerschaft beeinflusst Geburt und Stillzeit und hat prägende Funktion für das Neugeborene. Je früher dieser Zusammenhang verstanden wird, desto umsichtiger und selbstbewusster können die Schwangerschaft gestaltet, die Geburt vorbereitet und die Stillzeit gelebt werden. Schwangerschaft, Geburt und Stillzeit sind Naturwunder, die ihren eigenen, jahrtausendealten bewährten Gesetzmäßigkeiten folgen. Es gibt nur einen geeigneten Weg, damit richtig umzugehen:

LOSLASSEN. GESCHEHEN LASSEN. VERTRAUEN.

Das fällt unserer modernen westlichen Gesellschaft schwer, die dem zwanghaften Irrglauben unterliegt, alles kontrollieren, bestimmen und lenken zu müssen. Ein engmaschiges Netz an Vorsorgeuntersuchungen, Tonnen jährlich verabreichter Medikamente während der Schwangerschaft, ein raffiniertes, teures medizinisches Instrumentarium und eine von der Pharmaindustrie beeinflusste Ärzteschaft tun alles dafür, die Schwangerschaft als Krankheit, die Geburt als Risiko und die Stillzeit als überflüssig darzustellen. Es ist höchste Zeit, sich auf die Urkräfte der Menschheit zurückzubesinnen, die uns bis hierher gebracht haben - während Jahrtausenden ohne jegliche medizinische und medizintechnische Intervention. Es ist ein Segen, dass Seuchen und Unwissen über bakterielle und virale Infektionen weitgehend beseitigt wurden und die Sterberate während Schwangerschaft und Geburt drastisch gesenkt werden konnte. Es ist ein Fluch, dass die medizinische Intervention heute während dieser sensiblen Lebensphase auf die Spitze getrieben wird und schwangere Frauen als Goldesel identifiziert wurden.

WO BLEIBT DER RESPEKT VOR DEM WUNDER DES LEBENS?

Wo bleibt das Vertrauen in die Evolution, die während Jahrmillionen einwandfrei funktioniert und die Frauen mit allem ausgestattet hat, um auch weiterhin die Arterhaltung sicherzustellen? Es ist höchste Zeit, umzudenken.

Die frühe Entscheidung für eine Hausgeburt ist der richtige Schritt in die richtige Richtung. Die bewusste Wahl für die Geburt in den eigenen vier Wänden geht einher mit der intensiven Auseinandersetzung mit wesentlichen Themen des Lebens. Die Entscheidung, sein Kind aus eigener Kraft in seinen eigenen, selbstbestimmten Alltag hinein zu gebären verlangt Selbstbewusstsein, Eigenverantwortung und Vertrauen. Sie ist ein Bekenntnis zur eigenen Stärke, die jeder Frau innewohnt, die nur leider gezielt und manipulativ von verschiedenen gewinnorientierten Interessensgruppen erfolgreich in Abrede gestellt wird. Mit einer Frau, die in engem Kontakt mit ihrer Hebamme oder sogar vollkommen alleine ihre Schwangerschaft durchlebt, die Geburt gestaltet und ihr Kind aus eigener Produktion ernährt, kann kaum Geld verdient werden. Wenn sich alle Frauen für diesen Weg entscheiden würden, würden die kurzsichtigen Gewinne der Pharmaindustrie (Medikamente während der Schwangerschaft), der Nahrungsmittelindustrie (Säuglingsnahrung, Nahrungsergänzungen), der Gynäkologen (Vorsorgeuntersuchungen) sowie der Spitäler (Geburten) spürbar zurückgehen. Diesen wirtschaftlichen Einbußen würden Generationen selbstbewusster, verantwortungsbewusster und leistungsfähiger Menschen gegenüberstehen, die für die Gesellschaft einen nachhaltigen Gewinn darstellen würden.

Menschliches Leben beginnt - zumindest biologisch betrachtet - mit der Zeugung und wächst während vieler Monate im Schutz und der Geborgenheit des Mutterleibes. Um eine ungestörte Entwicklung sowohl des Ungeborenen wie auch des Babys zu gewährleisten, stehen Schutz, Geborgenheit und emotionale Sicherheit der Mutter an erster Stelle. Aufgabe aller Menschen, die eine Schwangerschaft, Geburt und Stillzeit begleiten ist es, diese Rahmenbedingungen zu schaffen. Eine einfühlsame Hebamme sowie andere Hausgeburtsmütter eignen sich am besten für diese Aufgabe. Sie richten die Aufmerksamkeit auf das Leben mit all seinen Herausforderungen und haben einen Sinn für ganzheitliches Denken. Am wenigsten geeignet sind gewinnorientierte Gynäkologen und Spitäler mit ihrer chronischen Zeitnot, ihrer Medikamentenfreude und ihrem Instrumenteneifer.

Zur ganzheitlichen Begleitung des Kindes gehören eine stressarme, medikamentenfreie Schwangerschaft, eine natürliche, gewalt- und betäubungsmittelfreie Geburt und ein respektvoller Umgang mit dem Neugeborenen durch Stillen nach Bedarf, gemeinsames Schlafen, Tragen, Bewegungsförderung und Massage. Mit dem Rückzug nach Innen, der Konzentration auf das eigene Bauchgefühl und die aufmerksame Wahrnehmung der eigenen Empfindungen sowie der Äußerungen des Babys ist der Weg geebnet für ein starkes Fundament einer gesunden Entwicklung und einer lebenslangen freudvollen Beziehung.

V   Verzeichnisse

1.   Literaturempfehlungen

Schwangerschaft, Geburt, Wochenbett und Stillen:

Die Hebammensprechstunde von Ingeborg Stadelmann

HypnoBirthing - Der natürliche Weg zu einer sicheren, sanften und leichten Geburt von Marie F. Mongan

Alleingeburt von Sarah Schmid

Umgang mit dem Neugeborenen:

Vertrauen von Geburt an - Ein Plädoyer für den schöpfungsgemäßen Umgang mit Babys und Kleinkindern von Maria Lüscher

Auf der Suche nach dem verlorenen Glück - Gegen die Zerstörung unserer Glücksfähigkeit in der frühen Kindheit von Jean Liedloff.

Kinesthetics Infang Handling von Lenny Maietta und Frank Hatch

Babymassage - Die Sprache der sanften Berührung in der Newar-Tradition von Nasma Scheibler-Shrestha und Ruth Lehmann
Es geht auch ohne Windeln! Der sanfte Weg zur natürlichen Babypflege von Ingrid Bauer und Ursula Fassbender

Medizinische Fragen:

Kritik der Arzneiroutine bei Schwangeren und Kleinkindern von Friedrich P. Graf

Die Impfentscheidung - Ansichten, Überlegungen und Information vor jeglicher Ausführung! von Friedrich P. Graf

Nicht impfen - was dann? von Friedrich P. Graf

Homöopathie und die Gesunderhaltung von Kindern und Jugendlichen von Friedrich P. Graf

2.   Abbildungsverzeichnis

Abb. 1   Schwangerschaft; Öl auf Leinwand, Corina Lendfers, 2008

Abb. 2   Modell des schwangeren Beckens, Medizinhistorisches Museum der Universität Zürich, Inv.-Nr. 10848 in: Mörgeli/Wunderlich (2002), S. 50.

Abb. 3   Geburt; Öl auf Leinwand, Corina Lendfers, 2008

Abb. 4   Placenta praevia, in: Mörgeli/Wunderlich (2002), S. 44.

Abb. 5   Stillzeit; Öl auf Leinwand, Corina Lendfers, 2008

3.   Literaturverzeichnis

Bauer, Ingrid / Fassbender, Ursula (2004): **Es geht auch ohne Windeln! Der sanfte Weg zur natürlichen Babypflege**;

Bruker, Dr.med. M.O. / Gutjahr, Ilse (2005): **Biologischer Ratgeber für Mutter und Kind - Ernährung, Stillen, Impfungen, Kinderkrankheiten**; emu-Verlags-GmbH, Lahnstein.

Dahlke, Rüdiger / Dahlke, Margrit / Zahn, Volker (2001): **Der Weg ins Leben, Schwangerschaft und Geburt aus ganzheitlicher Sicht**; C. Bertelsmann Verlag, München.

Graf, Friedrich P. (2011): **Homöopathie und die Gesunderhaltung von Kindern und Jugendlichen**; sprangsrade verlag, Ascheberg.

Graf, Friedrich P. (2013): **Kritik der Arzneiroutine bei Schwangeren und Kleinkindern**; sprangsrade verlag, Ascheberg.

Hirte, Martin (2012): **Impfen Pro & Kontra - Das Handbuch für die individuelle Impfentscheidung**; Knaur Taschenbuch, München.

Hüther, Gerald / Weser, Ingeborg (2015): **Das Geheimnis der ersten neun Monate - Reise ins Leben;** Verlagsgruppe Beltz, Weinheim.

Klaus, Marshall (2007): **Die Bindungsbereitschaft der El-tern - Grundlage für eine sichere Bindungsent-wicklung des Kindes**; in: Brisch, Karl Heinz / Hell-brügge, Theodor: Die Anfänge der Eltern-Kind-Bin-dung; Klett-Cotta, Stuttgart.

Mongan, Marie F. (2010): **HypnoBirthing - Der natürliche Weg zu einer sicheren, sanften und leichten Ge-burt**; Mankau Verlag GmbH, Murnau am Staffelsee.

Maietta, Lenny / Hatch, Frank (2011): **Kinaesthetics Infant Handling**; Verlag Hans Huber, Bern.

Mörgeli, Christoph / Wunderlich Uli (2002): „**Über dem Grabe geboren**", Kindsnöte in Medizin und Kunst; Benteli Verlags AG, Wabern-Bern.

Odent, Michel (2004): **Im Einklang mit der Natur / Neue Ansätze der Geburt**; Patmos Verlag GmbH & Co. KG, Walter Verlag, Düsseldorf und Zürich.

Odent, Michel (2012): **Birth and Breastfeeding – Desco-vering the needs of women in pregnancy and child-birth**; Clairview books, East Sussex.

pro vita alpina (2008): **Von Hebe-Ammen und Hebe-Ahn-innen, Von Wehmüttern und Weisen Frauen**; Ge-burt und Geburtshilfe in Bergtälern aufgezeigt an Bei-spielen aus Südtirol, Tirol und Oberitalien.

Rank, Otto (1998): **Das Trauma der Geburt und seine Bedeutung für die Psychoanalyse**; Psychosozial-Verlag, Giessen.

Rass, Eva (2012): **Bindung und Sicherheit im Lebenslauf - Psychodynamische Entwicklungspsychologie**; Verlag Klett-Cotta, Stuttgart.

Scheibler-Shresta, Nasma / Lehmann, Ruth (2011): **Babymassage - Die Sprache der sanften Berührung in der Newar-Tradition**; Deutscher Taschenbuch Verlag GmbH & Co.KG, München.

Schenk-Danziger, Lotte (1995): **Entwicklungspsychologie**; ÖBV Pädagogischer Verlag GmbH, Wien.

Schmid, Sarah (2014): **Alleingeburt – Schwangerschaft und Geburt in Eigenregie**; edition riedenburg, Salzburg.

Schneider, Sylvia (2004): **Goldgrube Gynäkologie - Das große Geschäft mit der Angst der Frauen**; Verlag Carl Ueberreuter, Wien.

Stadelmann, Ingeborg (2005): **Die Hebammensprechstunde**; Stadelmann Verlag, Wiggensbach.

Stadelmann, Ingeborg (2013): **Homöopathie für den Hebammenalltag;** Stadelmann Verlag, Wiggensbach.

Über die Autorin

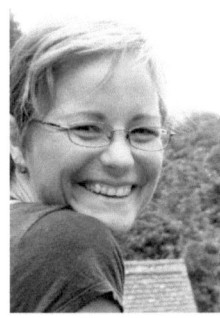 Corina Lendfers, Kulturmanagerin und Staatswissenschaftlerin, wurde 1979 in der Schweiz geboren. Sie ist Mutter von sechs Kindern und lebt mit ihrer Familie seit 2013 auf ihrem Segelschiff PINUT, zurzeit in der Karibik.

Von Corina Lendfers ist bisher erschienen:

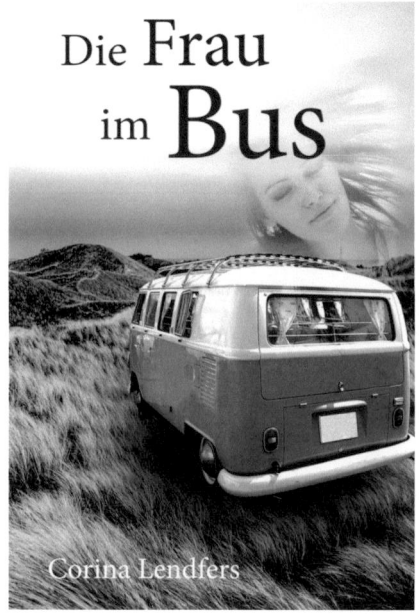

Tabea flieht aus ihrem Leben als Marketingfachfrau und reist in einem Kleinbus durch Europa. In einer abgelegenen Bucht im Süden Portugals bricht nicht nur ihr Abgasrohr und das Gas zum Kochen geht aus, sondern sie schließt auch neue Freundschaften.

Zwischen Meer und Klippen, Sand und Salz, Sturm und brütender Hitze wird ihre Liebe zum Schauspieler Paolo, der in München zurückgeblieben ist, auf eine harte Probe gestellt. Denn das Leben auf der Straße folgt eigenen Gesetzen, und auf die Frau allein im Bus wartet mehr als die erhoffte Freiheit. Und auch die Vergangenheit ist nicht so fern, wie Tabea es gerne hätte.

Ein Roman voller Sehnsucht, Erotik, Nähe und dem unwiderstehlichen Duft nach Freiheit.

Die Frau im Bus; 2018, BoD: Norderstedt.

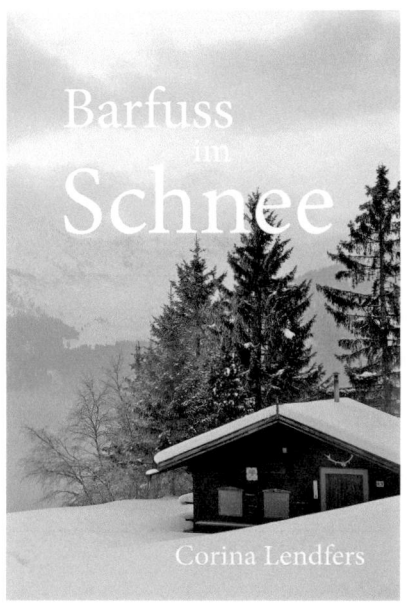

Tina hat ihr Baby im siebten Schwangerschaftsmonat verloren. Sie flieht vor dem eigenen Schmerz, der Trauer ihres Freundes Alexander und den Selbstvorwürfen in die Almhütte ihrer Großeltern. Sie hofft, in der Abgeschiedenheit den Verlust ihres Kindes überwinden und ein neues Leben beginnen zu können.

Ihr Plan scheint aufzugehen – bis Riccardo auftaucht. Ein extrovertierter Extremsportler, der die friedliche Idylle in der Blockhütte gefährdet.

Barfuss im Schnee; 2017, BoD: Nordersted.

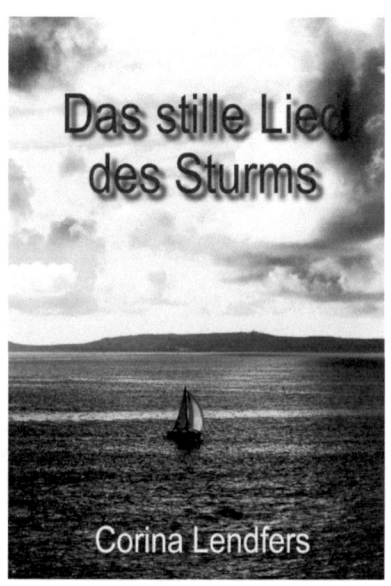

Seit ihr Freund sie vor sechs Monaten verlassen hat, sitzt Kim mit ihrem Segelboot auf den Kapverdischen Inseln in Afrika fest. Über einsame Stunden tröstet sie sich mit dem Einhandsegler Günter hinweg, der aber nicht bereit ist, sie auf ihrem Weg in die Karibik zu begleiten. Als Philipp im Hafen auftaucht, schöpft Kim neue Hoffnung auf einen Mitsegler.

Doch der ängstliche Universitätsprofessor hat andere Pläne. Von seinem Bruder Herbert hat er ein Segelboot geerbt, das er so rasch wie möglich wieder loswerden will. Er merkt jedoch bald, dass er es in Afrika nicht verkaufen kann. Zu allem Übel taucht auch noch Herberts achtzehnjährige Tochter Billy bei ihm auf, die sich fest vorgenommen hat, die Verkaufspläne ihres Onkels zu durchkreuzen.

Als Philipp Kim dazu überredet, die Yacht nach Spanien zu den Kanaren zu segeln, begeben sie sich auf eine gefährliche Reise, auf der Wind und Wellen nicht unbedingt die größte Herausforderung darstellen.

Das stille Lied des Sturms; 2017, BoD: Nordersted.

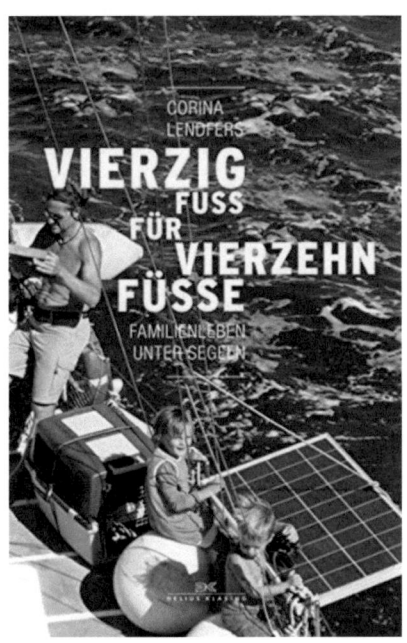

**Unkonventionell, experimentierfreudig, fröhlich und bunt:
eine Blauwasserfamilie der besonderen Art!**

Ein Schweizer Paar mit fünf Kindern (und dem Bordhund Guia) lebt seinen unorthodoxen Traum und zieht nach Portugal auf sein Segelschiff. Ein neues Leben auf 42m². Auch wenn Michael immer mal wieder zum Geldverdienen zurück in die Schweiz muss und Corina sich währenddessen darum kümmert, dass an Bord alles läuft und funktioniert – inklusive Erziehung der Zwei- bis Neunjährigen. Gemeinsam lassen sie sich selbst dann nicht unterkriegen, als sie 22 (!) Löcher im alten Stahlrumpf, den sie ihr Zuhause nennen, entdecken.

Vierzig Fuss für vierzehn Füsse – Familienleben unter Segeln; 2017, Delius Klasing Verlag: Bielefeld.